LA COUVERTURE MALADIE UNIVERSELLE EN CÔTE D'IVOIRE

L'illusion contrariée

Karim Abdoul Assane OUATTARA

LA COUVERTURE MALADIE UNIVERSELLE EN CÔTE D'IVOIRE

L'illusion contrariée

L'Harmattan
Côte d'Ivoire

5-7, rue de l'École-Polytechnique ; 75005 Paris

www.editions-harmattan.fr

ISBN : 978-2-336-57887-3
EAN : 9782336578873

À l'opprobre et au dénuement,

Aux défaites et autres renoncements,

À ceux auxquels Dieu dit : « Va, souffre et, en une fin précoce, mets ton espérance »,

Au souvenir de ma pauvre grand-mère, puisses-tu pardonner nos errances.

"Let us, then, be up and doing,
With a heart for any fate;
Still achieving, still pursuing,
Learn to labor and to wait."

Henry Longfellow, A psalm of life

INTRODUCTION

« Lorsque la poule va au marché, elle ne confie pas ses poussins à l'épervier. »

Proverbe ivoirien

Depuis plusieurs décennies, des aubes des indépendances aux tribulations actuelles, que connaissent certains pays, la santé publique en Afrique subsaharienne oscille entre injonctions extérieures, approximations à l'échelle nationale et espoirs brisés. En Côte d'Ivoire, cette oscillation a fini par engendrer un paradoxe : *La Couverture Maladie Universelle*, censée incarner l'émancipation sanitaire de l'État et son engagement en faveur d'une protection effective et pérenne de sa population, est devenue pour beaucoup une vitrine de promesses non tenues, reliquat vestigial de l'influence masquée de modèles exogènes exténués. Derrière les slogans, les campagnes d'affichage et les chiffres officiels, se cache une réalité insidieusement plus rugueuse, parfois silencieuse, voire honteuse.

Ce essai est né d'un double constat : celui d'un système de santé en souffrance structurelle et celui d'un discours politique, qui tend à en masquer les limites, derrière une rhétorique modernisatrice, sans réellement livrer à l'Ivoirien lambda une vision réelle et une tendance à long terme, au-delà du panorama, qui lui est offert à première vue. Loin d'un pamphlet idéologique, il s'agit ici d'un travail d'enquête, d'analyse critique et de propositions opérationnelles, nourri à la fois par des données empiriques, des entretiens de terrain, adossés à des éléments statistiques tangibles, en une mise en perspective historique, juridique et comparée.

L'objectif donc de cet ouvrage est simple, mais ambitieux ; il s'agit de restituer au lecteur une vision d'ensemble du système de santé ivoirien, depuis ses fondations coloniales jusqu'à la CMU actuelle, en mettant en lumière les angles morts de sa conception, les contradictions de sa mise en œuvre et les fractures sociales, qu'elle perpétue. Il ne s'agit pas uniquement d'interroger la CMU, en tant que loi ou institution, mais de questionner la place, que l'État choisit ou refuse d'occuper dans la protection sanitaire de ses citoyens.

À travers cette étude, j'assume un parti pris : celui d'une souveraineté sanitaire lucide, qui ne se contente pas d'importer des modèles, mais s'autorise à penser pour elle-même, avec ambition, sans naïveté. Si ce livre à parfois l'âpreté du constat, il porte, aussi en lui, la tendresse de ceux qui refusent de renoncer.

Mon espoir, c'est que cette réflexion serve, même modestement, à bâtir un futur, où naître en Côte d'Ivoire ne constituera plus un facteur à risque.

Première partie

UNE HISTOIRE CONTRARIÉE : GENÈSE ET DÉCONSTRUCTION DU SYSTÈME IVOIRIEN

1.
Héritage colonial et logique d'exploitation

C'est le 10 mars 1893, que la Côte d'Ivoire devient officiellement colonie française, au sein de l'Afrique occidentale Française (AOF). Son milieu physique inhospitalier, combiné à un profil épidémiologique mal connu constituaient un défi permanent pour l'entreprise d'exploitation, alors que la médecine tropicale en était encore à ses balbutiements. Les maladies décimaient une population indigène inégalement répartie sur le territoire. Des épidémies meurtrières de peste et de fièvre jaune ont été rapportées en 1899. Dès lors, le souci de la protection des intérêts commerciaux a mené incidemment au développement d'un système de santé embryonnaire.

Ainsi ont été organisés, par *décret du 11 juin 1901*, les différents services encadrant l'activité sur le territoire, y compris le service de santé. Les textes métropolitains, alors en vigueur, ont été appliqués aux colonies, comme le *Code de Santé Publique Français* à partir du 14 avril 1904. L'organisation sanitaire, bien évidemment ségrégationniste avec la création des services de l'Assistance Médicale Indigène (AMI) en février 1905, qui persistera jusqu'en 1953, reposait essentiellement sur des postes médicaux de proximité (centre de santé et dispensaire au premier niveau, ainsi que des formations de moyenne importance, telles que les infirmeries-ambulances).

Le système hospitalier restera maigre et insuffisant jusqu'à l'indépendance. D'ailleurs, en 1960, la Côte d'Ivoire ne disposait alors que de deux structures, qui n'auront de caractères d'hôpitaux que le nom avec leurs équipements rudimentaires. Ainsi le matériel inexistant, tout comme l'approvisionnement en médicaments ne cesseront d'être pointés du doigt par les professionnels, qui souffrirent également d'un sous-effectif criard et d'une inégale répartition sur le territoire, ménageant des zones, où la pénurie était criante ; (Sur les deux premières décennies du XXe siècle, Abengourou : 1 médecin pour 14.000 habitants — Kaya - actuel Burkina Faso - intégrée à la Côte d'Ivoire de 1932 à 1947 : 1 médecin pour 260.000 habitants). Aucun hôpital n'avait été construit au nord de la ville de Bouaké et dans les régions excentrées et défavorisées - peu dotées en professionnels - la médecine traditionnelle occupera toujours la première place.

Le système de santé s'était développé, comme cela a été le cas pour bien des systèmes à travers le monde, en réaction aux crises, plutôt que par le biais d'une réelle réflexion articulée autour du bien-être des populations. En dépit d'une politique annoncée axée autour de la prévention et de la médecine de masse, l'application sur le terrain a été toute autre et tournée vers une médecine curative. La politique d'exploitation avait alors besoin de bras valides et s'évertuait à repousser les menaces tangibles, plutôt que d'investir dans la planification d'une réelle protection. C'est dans cet objectif, qu'ont vu le jour les services d'hygiène mobile et de prophylaxie (SGHMP), qui furent le fer de lance de la lutte contre la maladie du sommeil. L'action sanitaire s'articulait, ainsi essentiellement, autour de deux pôles : la lutte contre les principales maladies (variole et fièvre jaune), par le service de santé lui-même et la lutte contre les grandes endémies (lèpre, maladie du sommeil) par le SGHMP.

Les ambitions affichées étaient aussi en contradiction avec les investissements consentis. Les investissements annuels, dans le domaine de la santé, représentaient dans la très grande majorité moins de 10% du budget de la colonie, jusqu'à l'accession à l'indépendance. La Côte d'Ivoire, qui disposait en 1952 du deuxième budget de l'AOF après le

Sénégal, consacrait moins à sa santé, que le Bénin, le Burkina et le Soudan (actuel Mali). Des services payants ont vu le jour entre 1926 et 1930, faisant peser un fardeau significatif sur une population, s'acquittant déjà d'un impôt de capitation, depuis 1901. En sus, des systèmes de financement annexes, tels que le Fonds d'Investissement pour le Développement Économique et Social (FIDES) en 1946, qui est l'ancêtre de l'Agence Française de Développement (AFD), partiellement financé par les indigènes et dont la participation au financement de la santé restera anecdotique, ont été mis en place.

Comme le dit Domergue-Cloarec :

> *L'effort financier, dont l'essentiel provenait du budget local, n'a pas été proportionnel aux possibilités de la Côte d'Ivoire, considérée comme une des colonies les plus riches de la Fédération. Il s'agissait d'une économie d'exploitation, plutôt que d'une réelle envie de développer la santé ivoirienne. Les bienfaits réels de la colonisation sur la santé doivent être ramenés à de justes proportions.*[1]

Ces manquements et insuffisances se traduiront en données démographiques et épidémiologiques. En 1957, le taux de mortalité générale était de 214 pour 1000, alors que le taux de mortalité infantile s'élevait à 235 pour mille. Ces résultats étaient comparables à ceux des *Cercles voltaïques*, pourtant moins bien lotis. Les succès remportés sur le terrain restaient modestes. Les succès du SGHMP contre la maladie du sommeil et la lèpre étaient mitigés par les grandes difficultés, qu'éprouvait le service de santé. En

---

[1] Domergue-Cloarec D., *La santé en Côte-d'Ivoire*, (1905-1958). *Politique française et réalités coloniales : La santé en Côte-d'Ivoire* (1905-1958), Tome I et II.

1957, la variole n'était pas contrôlée avec 5.000 nouveaux cas et des patients, échappant aux campagnes de vaccination, en dépit des obligations ; le traumatisme de la lomidinisation, campagne de vaccination dans le cadre de la lutte contre la maladie du sommeil, avait laissé des traces[2].

Sur le plan de la prévoyance sociale, les Sociétés Indigènes de Prévoyance Médicale (SIPM) ont été créées par *Arrêté le 16 mai 1939*, avec pour but une tentative de mutualisation des efforts, vis-à-vis du risque maladie. Elles avaient pour but, d'intégrer les populations autochtones à l'action médicale et sanitaire et reposaient sur la contribution obligatoire des populations indigènes non indigentes ; (une forme de gratuité était accordée aux individus dans l'incapacité, de s'acquitter de la contribution). La SIPM avait à sa charge, l'achat et la distribution des médicaments, la gestion financière des dispensaires, la protection de la femme enceinte et de l'enfant, l'assistance aux infirmes, vieillards et orphelins. L'effort consenti ne se perpétua pas, donc les SIPM ont été dissoutes en novembre 1942 et intégrées aux Sociétés de Prévoyance de Secours et de Prêts Mutuels Agricoles. Au-delà de 1945, aucune mention de ces initiatives n'est retrouvée. Il semblerait même qu'elles aient cessé d'exister[3]. Il existait en réalité un fossé entre la réalité effective et le discours de responsabilisation au nom de la mission civilisatrice par « l'association de nos sujets à l'exécution de programme d'assistance » ; les SIPM ne furent qu'un super-impôt, dont la gestion et le pouvoir décisionnel étaient aux mains de l'Administration.

---

[2] Lachenal G : *Le médicament qui devait sauver l'Afrique.* Paris : Les empêcheurs de tourner en rond/La découverte. 2014.

[3] Domergue-Cloarec (Danielle) : *La santé en Côte-d'Ivoire* (1905-1958). *Politique française et réalités coloniales : La santé en Côte-d'Ivoire* (1905-1958) Tome I et II.

Sur le plan du travail, le Code du travail, (spécifique aux territoires d'outre-mer) de 1952, intégra les conclusions de la Convention n°102 de l'Organisation Internationale du Travail (OIT), relative à la norme de sécurité sociale adoptée en 1952[4]. Certains risques, tels que l'aspect professionnel de la maladie ou les prestations familiales (obtenues de haute lutte), furent priorisés au détriment du risque conventionnel. Cette faille aura des conséquences palpables dans la couverture du risque maladie, jusqu'au moment de la conception du projet de Couverture Maladie Universelle (CMU). La Caisse de Compensation des Prestations Familiales (CCEF), a ainsi, été créée en 1955 ; elle est l'ancêtre de l'actuelle Caisse Nationale de Prévoyance Sociale (CNPS).

De rares évolutions ont été entreprises dans l'immédiate période, suivant l'accès à l'indépendance. La Côte d'Ivoire, par l'*Article 76* de la Constitution de 1960, a fait le choix de la continuité, en ces termes :

> *La législation actuellement en vigueur, en Côte d'Ivoire reste applicable, sauf l'intervention de textes nouveaux, en ce qu'elle n'a rien de contraire à la présente Constitution.*

À l'échelle nationale, le Code de santé publique, calqué sur la *loi française n°54-418 du 15 avril 1954*[5], n'a jamais été réformé, en dépit de l'évolution des réalités sanitaires

[4] Convention (n°102) de l'Organisation Internationale du Travail, concernant la sécurité sociale (norme minimum), 1952 : https://normlex.ilo.org/dyn/normlex/fr/f?p=NORMLEXPUB:12100:0::NO::P12100_INSTRUMENT_ID:312247.

[5] Loi n°54-418 du 15 avril 1954 : Extension aux territoires d'outre-mer (TOM), au Togo et au Cameroun des dispositions du Code de la Santé publique, relatives à l'exercice de la pharmacie.

territoriales. Un processus de révision, dont les conclusions sont toujours attendues, a été initié en 2018, dans le cadre du contrat de désendettement et de développement conclu entre la France et la Côte d'Ivoire. De nombreux textes sont ainsi désuets et d'autres ont été adoptés, en dehors d'une réelle refonte du Code de santé publique, prenant en considération nos réalités. Il en a résulté un régime juridique de la santé inhomogène, présentant de multiples failles et permettant dans certains aspects du système de santé le développement d'une certaine anarchie.

2.
Des indépendances aux politiques d'ajustement : Le tournant inégalitaire

La grande majorité des jeunes républiques de l'ex-Afrique Occidentale Française (AOF) avaient fait le choix de consacrer la continuité, plutôt que l'audace de la rupture. Les Accords Économiques, ainsi que les Accords de Défense et de Coopération Militaire avaient entériné cette décision, (1961[6] ; 1963[7,8]). En Côte d'Ivoire, la dépendance au sentier a eu pour conséquence la poursuite de la politique curative initiée. Aucun effort véritable n'a été entrepris, en vue de la constitution d'une protection réelle et pérenne fondée sur la prise en considération des fléaux actifs sur le territoire, qui menaçaient la population. La jeune république fera le choix d'une gratuité généralisée des soins de santé : « Les médicaments et les soins étaient gratuitement pris en charge pour tous et entièrement financés par le budget de l'État »[9], politique permise par les hautes performances économiques précoces soutenues par les prix des matières premières agricoles, sur lesquelles reposaient majoritairement la richesse nationale.

La conjoncture sera cependant moins favorable à partir des années 70. La concomitance des changements de paradigme à l'échelle internationale (abandon des politiques keynésiennes et poussées néolibérales), les crises militaro-politiques au Moyen-Orient et le choc pétrolier,

---

[6] Loi n° 61-248 du 5 août 1961 : Accord de défense entre la République de Côte d'Ivoire et La République de France.

[7] La Convention de Yaoundé du 20 juillet 1963.

[8] Grah Mel F. : *Félix Houphouët-Boigny, Tome II : L'épreuve du pouvoir.* Paris : Les Éditions du CERAP. Karthala. 2010.

[9] KOUYATÉ M. : *L'hôpital public dans le système sanitaire ivoirien*, Paris, L'Harmattan, 2012.

l'effondrement des cours des matières premières ont mis à rude épreuve les pays non pétroliers, dont faisait alors partie la Côte d'Ivoire.

Sur le plan de la santé, l'Organisation Mondiale de la Santé (OMS) a vu son influence se réduire au profit de celle de la Banque Mondiale (qui deviendra le premier bailleur dans le domaine de la santé en 1993) et du Fonds Monétaire International (FMI), qui imposeront les Politiques d'Ajustement Structurel (PAS), dans les années 1980, soumettant aux lois du marché, les économies africaines centralisées et surendettées : « Trade not Aid », puis l'Ajustement Monétaire (PAM) avec la dévaluation, en 1994. L'investissement total va ainsi baisser de moitié, en francs constants et l'investissement public de 70%. La consommation par tête a chuté de 30% sur la période 1980-1985[10]. Le secteur informel se développa comme conséquence indirecte de cette austérité économique. Ces réformes impliquèrent, pour la santé, un transfert de la charge du financement public sur les ménages, une modification du rôle de l'État et la promotion du secteur privé. L'*Initiative de Bamako* entérina les perturbations en 1987 avec l'introduction des frais d'utilisation des services de santé à la charge du patient (stratégie du recouvrement des coûts) ; décision dont les effets pervers sont perceptibles jusqu'à ce jour, pour les populations les plus pauvres[11].

Le désengagement de l'État a été brutal, sans véritable débat public, avec la suppression de la gratuité des soins, une réduction de 40% de l'investissement dans le secteur de

---

[10] Duruflé G. *L'ajustement structurel en Afrique (Sénégal, Côte d'Ivoire, Madagascar).* Paris : Karthala. Les Afriques. 1988.

[11] Ridde, V. et Girard, J. (2004), « *Douze ans après l'Initiative de Bamako : constats et implications politiques pour l'équité d'accès aux services de santé des indigents africains* », *Santé Publique*, Vol. 16(1), 37-51.

la santé, ainsi que des privatisations de structures étatiques[12]. Une pénurie de médicaments et de matériel, associée à la détérioration généralisée des services a été les conséquences à court terme du changement de paradigme. Le système privé se développa de façon anarchique, concentrant 55% de l'activité sur la seule ville d'Abidjan. Le marché noir du médicament trouve également son origine dans les pénuries auxquelles faisaient face les populations. La rigueur budgétaire a ainsi été à l'origine de la dégradation de la santé publique, dont les conséquences se traduisent de façon chiffrée : l'espérance de vie à la naissance passa de 53 ans en 1980 à 51 ans en 1999[13], tandis que le taux de scolarisation tomba à 51% (contre 80% en 1980)[14].

Les années 90 et 2000 virent l'émergence des réflexions sur les enjeux de santé liés à la mondialisation avec l'ampleur des défis sanitaires et l'uniformisation progressive des profils épidémiologiques, entre pays riches et pauvres. Les enjeux initialement humanitaires deviennent politico-sécuritaires ; une nouvelle dynamique est impulsée par les USA, qui vont rapidement imposer leur leadership institutionnel et financier par les programmes (USAID créé en 1961, PEPFAR créé en 2003), les Fondations (Rockefeller, Gates) et les partenariats public-privé (GAVI créé en 2000)[15].

---

[12] Zéphirin Boliga, « *Les conséquences sociales des Politiques d'Ajustement Structurel en Côte d'Ivoire* », Thèse de Doctorat de Sciences Économiques. Paris VII.1999.

[13] https://fr.countryeconomy.com/demographie/esperance-vie/cote-d-ivoire

[14]https://perspective.usherbrooke.ca/bilan/servlet/BMTendanceStatPays?langue=fr&codePays=CIV&codeTheme=4&codeStat=SE.PRM.ENRR.

[15] Nauleau M. Destremau B., Lautier B. *En chemin vers la couverture sanitaire universelle : Les enjeux de l'intégration des pauvres aux systèmes de santé.* Revue Tiers Monde, n°215 (3), 129-148.

L'émergence de la notion de santé mondiale (Global Health) sera, entre autres, la résultante de la publication aux États-Unis d'un rapport, faisant état du danger que les crises sanitaires internationales et les défaillances des systèmes de santé étrangers font peser sur les intérêts américains. L'explosion de l'épidémie de VIH/SIDA, les politiques mises en place privilégiant le traitement à la prévention, dans les années 1990 fera écho à l'échec relatif des stratégies de contrôle à l'échelle nationale et internationale, dans une Afrique en pleine transition démographique et épidémiologique, fortement marquée par l'instabilité politique et ses conséquences non négligeables sur la santé des populations (viols, santé mentale).

Tirant les leçons du passé, notamment de la « décennie perdue », qu'ont représenté les années 80, selon Margaret Chan, Directrice Générale de l'OMS entre 2006 et 2017, et dans l'optique de mettre en place une approche pays-spécifique avec le double objectif d'assurer l'accès à des soins de qualité, tout en protégeant les personnes contre le risque financier, afin d'améliorer la santé des plus vulnérables, les Objectifs Millénaires du Développement (OMD 2000), et plus tard les Objectifs de Développement Durable (ODD 2015), viendront promouvoir la Couverture Sanitaire Universelle (CSU) en faveur de laquelle, tous les États membres de l'OMS allaient s'engager en 2005[16].

L'histoire du Système de Santé Ivoirien, depuis l'époque coloniale jusqu'au début des années 2000, a ainsi été celle d'une systématique affiliation à une politique exogène. Le choix initial de la continuité a engagé le pays sur la voie d'une dépendance, vis-à-vis de l'ex-puissance coloniale et des entités internationales.

---

[16] Organisation Mondiale de la Santé. *Rapport sur la santé dans le monde 2013 : La recherche pour la couverture sanitaire universelle.*

Au lendemain de l'indépendance, le manque d'expertise locale a sans doute justifié ce choix. D'ailleurs, le choix de la politique de gratuité généralisée n'a pas stimulé le débat national autour de la construction d'un système de santé durable et efficient. La théorie d'une volonté de politisation de la santé, afin de garantir la paix sociale et la pérennisation du pouvoir en place, a été avancée pour le justifier[17].

Ce dernier ne pouvait cependant pas, a posteriori, apparaître comme une solution viable sur le long terme, car toute économie est amenée à subir, tôt ou tard, des chocs ; les événements, qui ne peuvent cependant être compris en rétrospective, doivent être vécus en perspective. Ces derniers ne se firent pas attendre et la Côte d'Ivoire, endettée dès son accession à l'indépendance et n'étant pas alors un pays producteur de pétrole, a subi de plein fouet le choc des années 70 et 80.

La pensée selon laquelle, « L'homme, qui a faim, n'est pas un homme libre », a pris tout son sens, lorsque les institutions internationales se présentèrent, pour réclamer leur dû. Dans l'incapacité d'assumer les largesses passées, l'économie ivoirienne a été contrainte de s'aligner sur le monolithisme idéologique international. Les économies et incidemment les Systèmes de Santé, durent se réorganiser dans l'urgence, sous la contrainte, face à des « recommandations appuyées ». L'État se trouva ainsi poussé à déléguer une part croissante de sa responsabilité, dans la prise en charge de la santé et la protection de sa population.

[17] Bi Néatien Urbain Victorien Séri. *Contribution à l'étude de la CMU au prisme du droit à la santé en droit social ivoirien.* Thèse de Doctorat. Bordeaux : École Doctorale de Droit. Janvier 2024.

Les adaptations permanentes, imposées aux systèmes de santé, n'ont pas permis l'émergence de structures véritablement enracinées dans les spécificités nationales, tandis que la dépendance à l'aide extérieure s'est accrue, entraînant un abandon progressif de certaines dimensions de souveraineté. Les politiques importées, loin de réduire le risque financier pour les populations, ont creusé les inégalités, renforcé la pauvreté, et exposé les citoyens à un risque social majeur[18].

Les politiques d'ajustement ont brisé plus qu'un équilibre budgétaire : elles ont entaillé un idéal, affaibli un souffle de justice sociale porté par les premières années, qui suivirent l'indépendance. Derrière les chiffres et les réformes imposées, c'est tout un imaginaire sanitaire, qui s'est fissuré. Mais les conséquences ne relèvent pas du passé : elles structurent encore, silencieusement, les lignes de fracture du Système de Santé Ivoirien. Avant de penser la refondation, il faut en prendre la mesure. Regarder sans détour ce qui est, pour mieux bâtir ce qui doit être.

---

[18] Zéphirin Boliga. « Les conséquences sociales des politiques d'ajustement structurel en Côte d'Ivoire ». Thèse de Doctorat de Sciences Économiques. Paris VII.1999.

3.
Le Système de Santé Ivoirien

a. L'organisation du système de santé ivoirien et l'offre de soins

L'administration de la santé possède trois (3) niveaux de déclinaison : central au ministère, intermédiaire au niveau régional et tertiaire, départemental.

La division départementale doit constituer dans les textes, l'unité opérationnelle du Système de Santé. Compte tenu des difficultés d'articulation harmonieuse, on constate en pratique l'absence effective de décentralisation des niveaux décisionnels, avec une concentration excessive des pouvoirs, au niveau des structures centrales.

L'offre de soins est organisée entre le secteur public (60%) et le secteur privé (40%) ; 67% de l'offre privée est répartie dans Abidjan et son immédiate périphérie (*Tableau 1*). Du fait de sa représentativité, le secteur privé reste impliqué dans le système national de santé, quand bien même la population cible serait essentiellement la population non indigente, bénéficiant le plus souvent d'une assurance complémentaire (moins de 15% de la population). L'association des cliniques privées de Côte d'Ivoire (ACPCI) a ainsi, à titre d'exemple, été impliquée dans la conception du projet de la CMU. L'ACPCI avait également de sa propre initiative et au terme d'une enquête conjointe avec la police sanitaire, tiré la sonnette d'alarme sur le développement des cliniques clandestines ; cette enquête, datant d'il y a une quinzaine d'années, était restée lettre morte. Cette insuffisance significative, en termes de régulation avec la multiplication des cliniques clandestines, fait l'objet d'une récente initiative de la part du pouvoir central, qui poursuit un idéal d'assainissement du secteur, avec l'objectif « Zéro clinique illégale d'ici 2025 » mené par le Ministère de la Santé. Ces établissements qui, pour certains s'ouvrent comme des échoppes qualifiées de « piquêtteries » par Jean Jacques Kouassi, Infirmier diplômé d'État, offrent leur service dans la plus parfaite illégalité. La décision du Conseil des Ministres du 6 décembre 2023, faisant suite à un rapport du Conseil National des Droits de l'Homme en Côte d'Ivoire (CNDHCI), annonçant ainsi la fermeture de 1022 structures sanitaires privées ne disposant d'aucun document administratif, illustre parfaitement l'ampleur du phénomène à l'échelle nationale. L'implication du secteur privé dans le service public est à ce jour encore quasi inexistante, la question du conventionnement et de la quote-part revenant aux pouvoirs publics n'étant pas encore résolue.

Tableau 1. Offre de soins privée 2020

(Source : PNDS 2021-2025)

NIVEAU D'INTERVENTION	NOMBRES D'ETABLISSEMENTS
Polyclinique médicale	24
Clinique médicale	317
Centre médical	465
Cabinet médical	55
Maternité	114
Centre de soins infirmiers	548

La pyramide sanitaire publique est organisée en trois (3) niveaux et 2442 établissements ont été recensés en 2020 :

- 2311 établissements sanitaires de premier contact (ESPC) constituant, selon la réglementation, le point d'entrée du patient dans le circuit sanitaire : Niveau primaire. Le ratio ESPC/Population est passé de 0.83 à 1.29, pour 10.000 habitants de 2016 à 2020, avec toujours plus de 30% de la population, vivant à plus de 5 km d'un établissement de santé.

- 100 Hôpitaux Généraux, 19 Centres Hospitaliers Régionaux, 12 hôpitaux confessionnels et 2 Centres Hospitaliers Spécialisés (Hôpitaux Psychiatriques de Bingerville et de Bouaké) : Niveau secondaire

- 5 CHU (un 6e est actuellement en construction à Abobo, commune d'Abidjan) et 7 instituts spécialisés au niveau tertiaire. Aucun établissement fonctionnel de ce niveau n'existe, à ce jour, au nord de la ville de Bouaké.

En dépit d'une densité en personnels de santé inférieure aux normes de l'OMS, la Côte d'Ivoire conserve des ratios spécifiques satisfaisants (*Tableau 2*), avec une répartition hautement inégale sur toute l'étendue du territoire (*Figure 2*). Le taux d'utilisation des Services Publics de Santé est passé de 49.7% en 2019 à 46.75% en 2020. En dehors de l'accessibilité et des revenus des ménages par rapport au coût des soins (46.9% des personnes malades, pauvres ou non, jugent le coût dissuasif en 2020), le niveau d'instruction est un frein significatif à l'accès aux soins.

Tableau 2 : Ratio spécifique professionnel de santé/population

Ratios	Pays	Norme OMS
Médecin-population	1.4/10 000	1/10 000
Infirmier-population	2.36/5 000	1/5 000
Sage-Femme/Femme en âge de procréer (FAP)	3.05/3 000	1/3 000

Densité en personnel de santé	8.57/10 000	23/10 000

Figure 2. Densité des professionnels de santé

(Source : Rapport Annuel sur la Situation Sanitaire 2020)

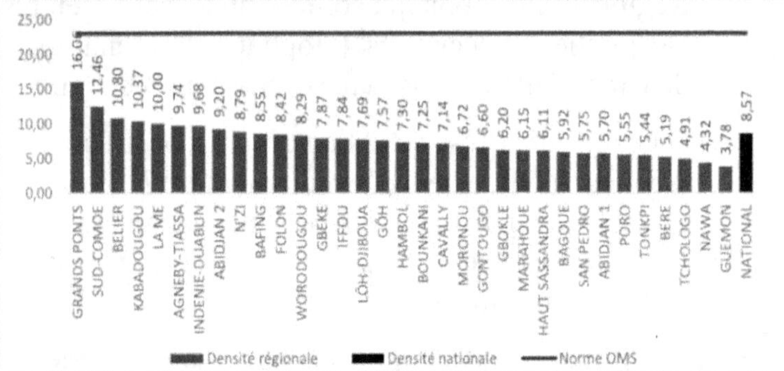

b. Le financement du système de santé ivoirien (PNDS 2021-2025)

En 2001, à la suite de la Déclaration d'Abuja, la Côte d'Ivoire s'était engagée à consacrer 15% de son budget national à la santé. Plus de vingt ans plus tard, cette promesse reste largement inachevée. En 2023, le budget alloué au Ministère de la Santé ne représente que 7,29% du budget national, un niveau inférieur non seulement à l'objectif initial, mais aussi à celui de plusieurs pays voisins (*Figure 3*).

Près de 40% du financement du système repose encore aujourd'hui sur les ménages eux-mêmes. Les médicaments et les fournitures médicales en absorbent la plus grande part (*Figure 4*). Ce mode de financement expose une partie significative de la population au risque de dépenses dites catastrophiques – c'est-à-dire des dépenses de santé, qui dépassent 40% du revenu d'un ménage avant la survenue des soins – avec, pour conséquence directe, un basculement possible dans la pauvreté ou l'exclusion des soins.

Figure 3. Dépenses publiques de santé en % du budget national

(Source : Indicateurs du développement mondial, Banque mondiale 2018)

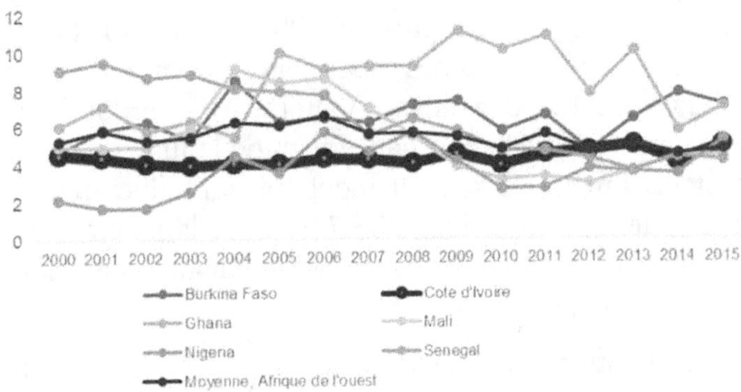

Figure 4. Allocations des dépenses de santé

(Source : PNDS 2021-2025)

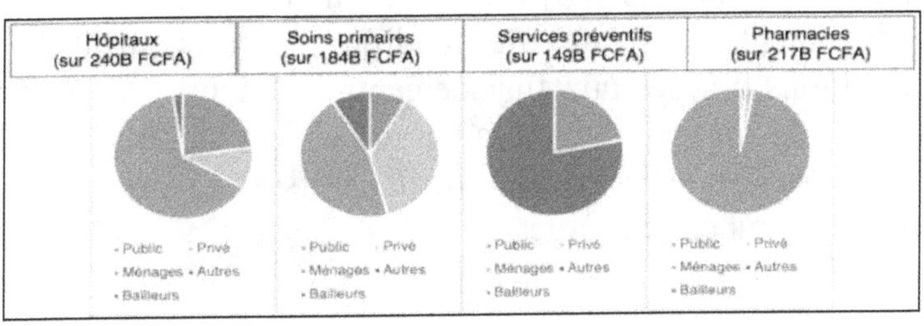

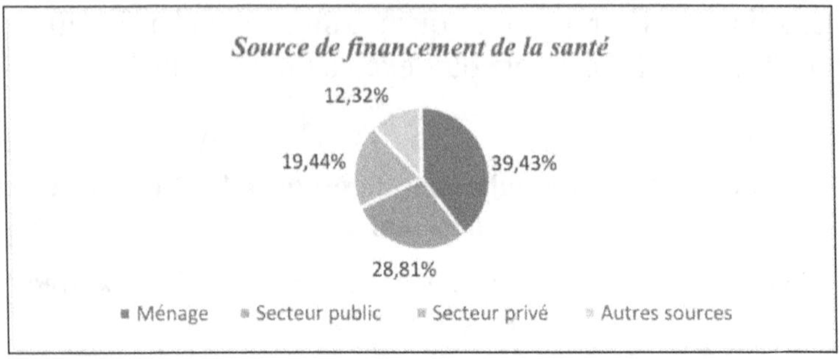

Le niveau de dépendance à l'aide extérieure demeure préoccupant, représentant près de 15% du budget national de la santé. Pour certaines pathologies et programmes spécifiques, cette dépendance atteint des proportions vertigineuses : 78,24% du financement de la lutte contre le VIH et les infections sexuellement transmissibles repose sur les partenaires extérieurs, 85,73% pour la tuberculose, 41,5% pour le programme élargi de vaccination, et encore 10,41% pour le paludisme.

Cette situation fragilise structurellement la viabilité du financement sanitaire à long terme. Elle rend le pays vulnérable à toute inflexion de stratégie des bailleurs, à toute transition mal anticipée ou à tout désengagement progressif. Depuis 2018, la Côte d'Ivoire est officiellement classée parmi les Pays à Revenu Intermédiaire, un changement de statut, qui modifie mécaniquement les conditions d'accès aux financements extérieurs. À terme, cette évolution pourrait entraîner une réduction sensible de l'aide, sans que le système actuel ne soit encore prêt à assumer seul cette charge.

4.

Le Système de Couverture avant l'avènement de la Couverture Sanitaire Universelle (CSU)

Avant la crise politico-militaire, que la Côte d'Ivoire a traversée durant la première décennie 2000, les Ivoiriens étaient couverts, vis-à-vis du risque maladie, par le biais de deux régimes : Obligatoire et Volontaire.

- **Régime obligatoire** : CNPS, « fonds d'urgence » du Ministère de la Santé. La suppression du système de gratuité avait laissé un vide, qui ne pourrait être comblé, que par le Régime volontaire. Aucun régime de couverture obligatoire véritable n'existait jusqu'à l'institution de la Couverture Universelle.
- **Régime volontaire**, comprenant les assurances privées et les Mutuelles de Santé. Le caractère volontaire doit cependant être employé avec prudence, car la MUGEFCI, le Fonds de Prévoyance Militaire (FPM) et le Fonds de Prévoyance de la Police Nationale (FPPN) ont un caractère obligatoire.

Il en résulte un Système de Santé largement défaillant, incapable d'assurer pleinement ses fonctions fondamentales de protection, de prévention et de soins. Cette fragilité structurelle s'est installée dans le temps, alimentée par les désengagements budgétaires, les dépendances extérieures et l'absence de réformes systémiques. C'est dans ce climat d'incertitude et de vulnérabilité que seront adoptés, en l'an 2000, les huit (8) Objectifs du Millénaire pour le Développement, puis en 2015 les dix-sept (17) Objectifs de Développement Durable réunis sous l'Agenda 2030.

Dans leur sillage, la question de la Couverture Sanitaire Universelle s'imposera peu à peu, comme une priorité mondiale, affirmant avec force un principe devenu central :

> *La possession du meilleur état de santé, qu'il est capable d'atteindre, constitue l'un des droits fondamentaux de tout être humain, quelles que soient sa race, sa religion, ses opinions politiques, sa condition économique ou sociale.*[19]

Construite parallèlement au Système de Couverture, destiné à la population générale, une politique de gratuité généralisée des soins a ressurgi, à la suite de la crise post-électorale de 2010-2011. Dans un contexte d'urgence sociale et politique, cette mesure visait à soulager une population profondément éprouvée par des années de tension, de précarité et de violences. Instituée par décret, la gratuité des soins fut appliquée à tous, sans distinction, mais sans que soient réellement anticipées les capacités d'absorption de la demande, ni la pression qu'elle ferait peser sur des infrastructures déjà largement sous-dimensionnées ; et le résultat ne se fit pas attendre. Débordés par un afflux inédit de patients, les établissements de santé virent leur fonctionnement gravement perturbé, tandis que les ruptures d'approvisionnement, les tensions sur le personnel et les dysfonctionnements logistiques s'accumulaient. Huit (8) mois à peine après sa mise en œuvre, la gratuité généralisée fut abrogée.

Le 21 mars 2012, une gratuité ciblée fut instaurée. Elle concerna en priorité les femmes enceintes et les enfants de moins de cinq (5) ans. Le dispositif prévoit également la

---

[19] Préambule de la constitution de l'Organisation Mondiale de la Santé : https://www.who.int/fr/about/governance/constitution#:~:text=La%20possession%20du%20meilleur%20état,sa%20condition%20économique%20ou%20sociale.

prise en charge des 48 premières heures, pour tout patient admis dans un service d'urgence, qu'il soit public ou privé, dès lors qu'il remplit une mission de service public. En théorie, cette mesure devait garantir un accès minimal aux soins, en situation critique. Mais en pratique, l'application de cette gratuité demeure extrêmement hétérogène, selon les régions, les établissements et les moyens logistiques. Le principe existe dans les textes ; son effectivité, elle, reste soumise à la bonne volonté des structures, à la disponibilité des ressources… et à la géographie sociale de l'oubli.

Cette hétérogénéité, dans l'application territoriale de la gratuité, s'inscrit dans une logique plus large de fragmentation du Système de Santé. Si on observe la structure des dépenses, on constate que la majorité, (près de 57%), n'est pas directement liée à une maladie spécifique. C'est pourtant cette frange non ciblée qui capte l'essentiel de la part publique allouée.

Parallèlement, le Système de Santé Ivoirien s'est doté de vingt-trois (23) programmes nationaux, chacun chargé de la lutte, de la prévention ou de la prise en charge de pathologies ou de conditions spécifiques. Parmi eux, le Programme National de Lutte Contre le Paludisme, ou encore celui dédié à la santé mère-enfant, jouent un rôle essentiel dans la réponse sanitaire. Mais à l'heure où, la couverture maladie universelle est appelée à structurer l'ensemble du système, la coexistence de ces programmes verticaux, souvent financés de manière cloisonnée, soulève une inquiétude réelle : celle d'un risque croissant de redondances, de financements doublons, voire triplés, et in fine, d'une perte d'efficience budgétaire. Le danger n'est pas tant leur existence que leur juxtaposition mal articulée avec l'architecture globale du système de soins.

Il convient de rappeler que le score d'efficience budgétaire[20] de la dépense publique, c'est-à-dire la capacité des dépenses sectorielles à produire les résultats attendus, s'élève à seulement 49% en Côte d'Ivoire, bien en-deçà de la référence de 86% observée dans les pays en développement les plus performants. Cette inefficience relative s'explique notamment par des goulots d'étranglement persistants en matière d'allocation, de traçabilité et d'exécution des ressources.

La coexistence de multiples programmes verticaux, combinée à un système de gratuité ciblée, produit dans le contexte actuel de Couverture Universelle un effet de dispersion préoccupant. L'architecture budgétaire, éclatée et parfois redondante, menace de comprimer encore davantage l'espace fiscal disponible pour la santé, non pas faute de ressources, mais du seul fait d'un système d'allocation morcelé.

C'est dans ce paysage fragmenté, sous tension mais porteur d'une attente forte, que s'inscrit le projet de Couverture Maladie Universelle. Dès ses origines, il devra composer avec l'existant, affronter les inerties administratives et tenter, tant bien que mal, de redéfinir un cadre cohérent. Penser sa mise en œuvre, c'est donc interroger sa genèse, les contraintes, qui l'ont façonnée, et les tensions qu'elle révèle.

---

[20] La qualité des dépenses publiques dans le monde. Mesure et déterminants : https://ferdi.fr/dl/df-SSRHfG4rEyjK6q3mUfhwqah2/presentation-la-qualite-des-depenses-publiques-dans-le-monde-mesure-et.pdf.

Deuxième partie

La Couverture Maladie Universelle (CMU) :

Genèse et mise en œuvre d'un projet sous contrainte

1.
La dépendance au sentier

La notion de risque maladie, ainsi que les prestations pendant la période coloniale, étaient étroitement liées à l'activité professionnelle[21], telle qu'énoncée dans la *Convention n°102, relative à la norme de sécurité sociale adoptée en 1952*. Le risque maladie conventionnel, concernant les principaux fléaux auxquels était exposée la population, indépendant de l'activité professionnelle, n'était pas envisagé pour le travailleur. La CCEF créée en 1955 était chargée de l'application des textes. La CNPS, qui a succédé en décembre 1968 à la CCEF, poursuivra ses activités, tout en conservant une certaine marginalisation du risque maladie, pour les travailleurs du secteur privé et assimilé, ainsi que leurs ayants-droits ; ces derniers ne faisaient pas partie des textes régulant son activité. La CNPS ne prenait en charge le risque maladie que de façon incidente à travers ces différentes branches. La gratuité des soins initialement instaurée a laissé place à l'institution d'un ticket contributif, depuis 1992. Certaines conditions, comme la nécessité d'un mariage légal, limitent l'accès au bénéfice des prestations familiales. Ainsi, en 2002, sur 479.791 travailleurs immatriculés, seulement 116.880 étaient bénéficiaires des prestations relatives au risque maladie non lié à l'activité professionnelle[22].

Sur le plan de la prévoyance, concernant la population générale, l'introduction tardive des SIPM en Côte d'Ivoire

---

[21] AKOI A. P. *Droit du travail et de la prévoyance sociale en Côte d'Ivoire*. Abidjan : CEDA. 1975.

[22] OHOUOCHI C. *L'Assurance maladie universelle (AMU) en Côte d'Ivoire : Enjeux, pertinence et stratégie de mise en œuvre*. Paris : L'Harmattan. 2015.

fut une tentative discrète d'initiation de la population à la mutualisation des ressources, en vue d'une protection de la population en mesure de contribuer. La réception de cette initiative par la population, notamment du fait de son caractère coercitif et de la non prise en compte de l'élément culturel (la prévention contre le risque maladie est pour nombre de sociétés un vecteur de « mauvais œil »), fut mauvaise et interprétée essentiellement, comme un impôt supplémentaire. Elles connurent très rapidement une dissolution et une intégration dans les Sociétés Indigènes de Prévoyance, Secours et Prêts Mutuels Agricoles, qui prévoyaient de venir en aide aux sociétaires, en cas de nécessité, face à la maladie, aux accidents, ainsi que contre les risques de sécheresse et autres fléaux[23].

L'accession aux indépendances modifia peu le paysage de la protection, face au risque maladie, compte tenu du choix initial de l'établissement de la gratuité généralisée des soins de santé, entièrement assumés par l'État. La création de la CNPS, pour le secteur privé, sera suivie par un recul de l'État dans le cadre de la prise en charge des fonctionnaires, avec la suppression de la gratuité des soins pour les fonctionnaires et la création de la Mutuelle Générale des Fonctionnaires de l'État (MGFAE), en avril 1973, organisme de droit public et division du Ministère de la Fonction Publique, de laquelle l'État s'est désengagé complètement en 1989, donnant naissance à la Mutuelle Générale des Fonctionnaires de l'État de Côte d'Ivoire (MUGEFCI), devenant un organisme de droit privé.

Mais tout sentier, aussi structurant soit-il, n'est pas une fatalité. À la faveur d'un nouveau souffle politique, la IIe République tentera de rompre avec cette trajectoire

---

23 DARAMY d'OXOBY J. *Les sociétés indigènes de prévoyance, secours, prêts mutuels agricoles en Afrique occidentale Française*. Paris : Presses Alpha. 1939.

d'inertie, en portant l'ambition d'un Système d'Assurance Maladie Universelle ; une promesse de rupture, surgie dans un contexte hérité des années 1980-1990, où les politiques d'ajustement ont laissé les systèmes de santé exsangues.

2.
Le Projet d'Assurance Maladie Universelle (AMU) sous la IIe République[24]

C'est d'un système malade, fragmenté et incapable d'assurer une protection effective de la population dans sa globalité, qu'hérite le Président Laurent Gbagbo, lors de son accession au pouvoir en 2000. Environ 90% de la population ne bénéficiait alors d'aucune couverture contre le risque maladie,[25] et le mythe souvent invoqué de la solidarité africaine ne suffisait plus à combler le gouffre, dans un pays, où plus d'un tiers (1/3) des habitants vivait avec moins d'un dollar (-1$), par jour.

C'est sur la base d'un triple objectif, équité, amélioration de l'état de santé de la population et renforcement de l'offre de soins, qu'a été promulguée la *loi n°2001-636 du 9 octobre 2001, portant création de l'Assurance Maladie Universelle (AMU)*. Ce projet, inédit en Afrique, suscita une forte adhésion de la population, aussi bien autochtone qu'étrangère. Il représentait une tentative ambitieuse de refondation, à l'heure où, l'appareil administratif, affaibli par deux décennies de politiques d'Ajustement Structurel et de réformes exogènes, n'offrait plus qu'une protection sociale poreuse et inégalitaire.

Le dispositif envisagé reposait sur un système de financement inclusif et solidaire, fondé sur des cotisations différenciées, selon les strates sociales (*Figure 1*). À ces cotisations, devaient s'ajouter diverses sources de revenus,

---

[24] Clotilde OHOUOCHI. *L'Assurance Maladie Universelle (AMU) en Côte d'Ivoire : Enjeux, pertinence et stratégie de mise en œuvre*. Paris : L'Harmattan. 2015.
[25] GOBBERS D. Côte d'Ivoire : *Les enjeux d'un système d'Assurance Maladie Universelle*. ADSP, Juin 2003, n°43, pp 61-66.

les pénalités imposées aux prestataires, les revenus d'investissements, les dons, emprunts, les obligations et les contributions exceptionnelles de l'État. La généralisation du tiers-payant était au cœur de l'architecture proposée, mais un ticket modérateur, fixé entre 20 et 30%, devait rester à la charge du patient ou de sa complémentaire. L'influence du modèle français était déjà perceptible dans la rédaction même du texte.

L'organisation prévue s'articulait autour de trois (3) instituts de Prévoyance Sociale : la Caisse Sociale Agricole (CSA) pour les régimes agricoles, la Caisse Nationale d'Assurance Maladie (CNAM) pour les autres régimes, et un Fonds National de l'Assurance Maladie Universelle (FN/AMU), chargé des fonctions de régulation financière, prélèvement, audit et contrôle.

Les estimations initiales nourrissaient un certain optimisme, en 2000, une étude menée par la Coopération Française évaluait la Dépense Nationale de Santé (DNS) à 386 milliards de francs CFA, dont 63% provenaient des ménages, 34% de l'État et seulement 3% des partenaires au développement. Selon l'étude actuarielle de référence, les cotisations attendues pour l'année 2002 devaient générer 457 milliards de francs CFA.

Mais les promesses ne seront pas tenues. Le premier coup de feu tiré le 19 septembre 2002 sonnera le glas d'une ambition sociale majeure, emportée avant d'avoir pu s'éprouver. L'AMU ne dépassera jamais le stade de l'intention, abandonnée sur le seuil d'une refondation pourtant saluée, comme historique.

Il faudra attendre plus d'une décennie, et un contexte politique nouveau au vent favorable, pour que le projet de CMU soit remis à l'ordre du jour, cette fois sous une forme plus institutionnalisée et opérationnelle.

Figure 1. Estimation des cotisations des adhérents à l'AMU

(Source : Côte d'Ivoire : Les enjeux d'un système d'Assurance Maladie Universelle)

Estimation de l'effort contributif des assurés

Contributions basées sur le revenu (en FCFA)

Tranche mensuelle de revenu	Pourcentage de cotisation sur revenu Salariés (part patronale=50 %)	 Indépendants agricoles Actifs Informels
Retraités	2	
Jusqu'à 50 000	6	Forfait 30 000/an
Jusqu'à 300 000	6	5
De 300 001 à 3 500 000	3 à 0,5	3
Au-delà de 3 500 000	0	0

Contributions sur productions agricoles

Assiettes[a]	Cotisation
Valeur CAF des produits d'exportation du groupe 1	5 %
Valeur CAF des produits d'exportation du groupe 2	2 %

Contributions forfaitaires

Catégories de cotisants	Montant annuel de la cotisation
Personnels des cultes	25 000
Demandeurs sociaux[b] et aides familiales de 19 à 21 ans	12 000
Enfants de 0 à 5 ans	0
Enfants de 6 à 12 ans scolarisés ou non	500
Élèves des établissements secondaires et non scolarisés 13 à 18 ans	2 500
Étudiants	7 500

Ressources parafiscales

Prélèvement de 0,5 % sur le chiffre d'affaires des sociétés de production de produits néfastes pour la santé (tabacs, alcools, polluants).

a. Groupe 1 : Cacao, Café, Anacarde et Coton ; Groupe 2 : Caoutchouc, Ananas, Hévéa, Sucre, Huile de palme..

b. L'expression «demandeurs sociaux» désigne les chômeurs, indigents, invalides et sans emploi.

3.
Contexte et mise en œuvre de la CMU

En dehors d'une offre de soins, à la fois insuffisante sur le plan qualitatif et quantitatif, la dispensation des soins, aussi bien dans le public que dans le privé, restait dans les faits, conditionnée à la capacité du patient à avancer les frais, avant même que la moindre prise en charge ne soit envisagée, et ce malgré les dispositions adoptées en amont de la loi instituant la CMU. De multiples décès survenaient alors dans un contexte d'abandon manifeste du principe d'assistance à personne en danger. Les cas les plus médiatisés, notamment celui de la jeune Awa Fadiga, décédée aux Urgences du CHU de Cocody le 25 mars 2014, ont donné lieu à des réactions limitées des autorités, se traduisant par la suspension des professionnels impliqués au moment des faits. Les autres drames, plus discrets, ont été relégués à quelques publications sur les réseaux sociaux, sans suite ni mémoire collective.

Je peux ici rapporter un épisode personnel, survenu le 10 mars 2000. Présentant une hernie ombilicale étranglée, j'ai été laissé dans la salle d'attente après une évaluation initiale, assis à même le sol, faute de place, pendant plus de sept heures. Ce n'est qu'une fois que ma mère eut réuni les fonds nécessaires, 80 000 FCFA, remis directement de main à main à l'équipe chirurgicale, que ma prise en charge a pu être organisée. *Le pauvre a tort*, dit-on souvent dans mon pays, et cette maxime, tragiquement, structure encore le rapport des Ivoiriens à leur Système de Santé dans lequel, ils placent peu, voire pas du tout, de confiance.

Le système de gratuité, quant à lui, est grippé par des dysfonctionnements internes, qui en limitent aussi considérablement l'application effective. À cela s'ajoute une dégradation progressive de la qualité des soins. La prééminence de la Médecine traditionnelle, au sein des couches les plus pauvres de la population, ne relève pas du hasard ; elle traduit une réponse populaire à l'inaccessibilité du système formel.

La crise sans précédent, que la Côte d'Ivoire a traversée entre 2002 et 2011, a plongé le pays dans une insécurité sanitaire structurelle. Mais, au-delà de ce qui fut détruit, il est essentiel de considérer tout ce qui ne vit jamais le jour. L'initiative, sans équivalent en Afrique de l'Ouest, que constituait l'Assurance Maladie Universelle a été abandonnée, face aux contraintes économiques et aux vents d'airain, qui soufflaient déjà sur le pays. Le pouvoir légitime avait perdu le contrôle de la fameuse Zone centre nord-ouest, restée entre les mains des forces rebelles, jusqu'au dénouement tragique du conflit. Dans cette zone hors-contrôle, les violences sexuelles massives exercées sur les populations ont entraîné une recrudescence des infections sexuellement transmissibles, dans un contexte de recul général de l'offre de soins, notamment en matière de prise en charge du VIH[26]. Dans le seul District Sanitaire de Séguéla, près de la moitié des établissements sanitaires avaient été détruits et un exode massif du personnel de santé avait eu lieu. Une recrudescence de la rougeole et des IST a également été rapportée[27]. Le cas de Séguéla n'était pas un épiphénomène et la zone sous-contrôle rebelle était fortement dépendante de l'assistance internationale et humanitaire[28]. La gratuité généralisée, mise en place au

[26] BETSI N.A. et al. *Effect of an armed conflict on human resources and health systems in Côte d'Ivoire: prevention and care for people with HIV/AIDS*, AIDS Care, Mai 2006, 18 (4) : pp 356-65.

[27] TIEMBRE I. et al. *Impact du conflit armé sur le système de santé d'un district sanitaire en Côte d'Ivoire*, Med Trop, Juin 2011, 71 (3) : pp 249-52.

[28] KONÉ J. *L'action humanitaire en zones rebelles en Côte d'Ivoire de 2002 à 2011*. Abidjan : L'Harmattan-Côte d'Ivoire, 2024.

lendemain de la crise, connut une existence brève et la gratuité ciblée, qui en prit le relais, n'allait pas suffire.

La loi CMU, promulguée le 24 mars 2014[29], avait ainsi pour but, de garantir à toute personne vivant en régularité sur le territoire ivoirien (ivoirien et étranger), à travers une couverture obligatoire, l'accès à des soins de santé et des médicaments à moindre coût, sans que la qualité ne soit sacrifiée. La loi abrogeait les dispositions de *la loi du 09 octobre 2001 portant AMU*. Tous les établissements publics et les établissements privés adhérant à la Convention se doivent de dispenser des soins à tout adhérent, sur la base d'un panier de soins établi par décret.

La Couverture est établie suivant deux régimes :

- **Un Régime Général de Base (RGB)** est financé par les cotisations mensuelles des personnes enrôlées, à hauteur de 1000 F.CFA par mois. Toute personne, exerçant une activité professionnelle, dans les trois secteurs d'activité (primaire dont agricole, secondaire et tertiaire) publique et/ou privée, est assujettie au RGB par son employeur. Les bénéficiaires de pensions de retraites, élèves et étudiants sont obligatoirement affiliées au RGB de la CMU. Toute personne, physique ou morale, publique ou privée, employant un ou plusieurs travailleurs, est affiliée au RGB, en qualité d'employeur. Depuis le 30 septembre 2024, à l'occasion de la clôture des Journées Nationales du Cacao et du Chocolat, le Gouvernement a décidé de prendre à sa charge les cotisations des producteurs de

[29] *Loi N°2014-131 du 24 Mars 2014*, instituant la Couverture Maladie Universelle.

café-cacao détenteurs de la Carte de Planteur. Cette disposition a été étendue aux trois (3) filières binômes dominantes : Café-Cacao, Coton-Anacarde et Hévéa-Palmier. Les motivations de cette extension peuvent être à juste titre questionnées. En dépit du fait qu'il faille bien un début à une éventuelle extension de la réforme, cette « partialité » relative dans le choix des cultures, qui peuvent être considérées comme rentables, peut éveiller un sentiment d'injustice. Par ailleurs, les exploitants de ces cultures ne sont pas nécessairement les moins bien lotis sur le plan matériel et il y a lieu de se demander, si l'on est véritablement en règle avec les idéaux de justice et d'accès équitable aux soins de santé.

- **Un Régime d'Assistance Médicale (RAM)**, qui vise les Ivoiriens économiquement faibles, qui sont pris en charge à 100%, par le budget de l'État. Les critères d'éligibilités au RAM sont définis par décret[30] : les pupilles de la nation, les prisonniers qui n'ont pas d'argent, les enfants des pouponnières et orphelinats publics ou agréés par l'État, les personnes en situation de handicap qui sont dans les Écoles Spécialisées de l'État, les personnes dans l'incapacité de payer 1000 FCFA par mois, au terme d'une enquête sociale basée, entre autres, sur l'application de la méthode du Proxy Means Test (PMT), qui établit une approximation du niveau de vie d'un ménage.

---

[30] *Décret n° 2018-925, fixant les conditions et les modalités particulières d'assujettissement des personnes économiquement faibles ou démunies au RAM de la CMU du 12 décembre 2018.*

Les personnes, n'exerçant pas d'activité et ne relevant pas du RAM, doivent être obligatoirement affiliées au RGB.

La mise en œuvre de toute couverture complémentaire ne sera autorisée, qu'aux personnes bénéficiant de la CMU et en règle, vis-à-vis de celle-ci. Aussi, une personne de nationalité étrangère ne peut être affiliée au RGB, que sur la base de la satisfaction de certains critères :

- Résider en Côte d'Ivoire de manière ininterrompue depuis plus d'une année et être en situation régulière ;
- Exercer une activité professionnelle et s'acquitter de l'ensemble des impôts et taxes.

Les prélèvements des cotisations du secteur privé et assimilé (salariés et retraités) sont effectués par la CNPS. Elles sont réparties à raison de 50% pour l'employeur et 50% pour le salarié. La prise en charge concerne le/la salarié(e), ainsi que le conjoint, et jusqu'à six (6) enfants en dessous de 21 ans. Au-delà de 6 enfants, la totalité des cotisations revient à la charge du salarié.

Concernant le processus d'accès aux prestations, après un enrôlement gratuit, la personne répondant aux critères du régime contributif doit s'acquitter d'une participation de 1000 FCFA par mois. La cotisation après une période de carence (3 mois, réduite récemment à 1, pour les Ivoiriens et de 6 mois pour les personnes étrangères en situation régulière) donne accès à une couverture à hauteur de 70% des prestations éligibles sur la base du tiers payant supprimant ainsi une part significative du fardeau de l'avance des frais de santé par les assurés. Un ticket modérateur de 30% est laissé à la charge du patient.

Le financement repose également entre autres sur des subventions de l'état dont le niveau est fixé annuellement par la loi de finances. Un rapport de l'OCDE a proposé à moyen terme une révision du mode de financement en tenant compte de la charge fiscale[31]. La CMU vise cependant un objectif d'équilibre financier, entre ressources et dépenses de chacun des régimes et pour ce faire une étude actuarielle externe sera réalisée tous les trois ans, afin d'apprécier la pérennité de l'équilibre financier. Un rapport annuel sur la situation financière est adressé aux ministères ayant la tutelle de l'organisme de gestion.

Depuis le 8 février 2002, date de *l'arrêté n°28/MSHP/CAB*, portant détermination de la pyramide sanitaire, l'offre de soins publique en Côte d'Ivoire est officiellement structurée en trois (3) niveaux. En 2020, 2 442 établissements sanitaires ont été recensés sur l'ensemble du territoire. Le respect du parcours de soins constitue une condition impérative pour bénéficier des prestations offertes dans le cadre de la CMU. En dehors des situations d'urgence, l'assuré doit d'abord être pris en charge dans un établissement de premier contact, avant d'être orienté, si nécessaire, vers un centre de niveau supérieur, en fonction de la gravité de son état et de la nécessité d'un plateau technique ou d'une compétence plus élevée.

Après son enrôlement, chaque assuré est tenu de déclarer un centre médical de référence. Cette exigence, en

---

[31] OCDE (2020), Mobilisation des recettes fiscales pour le financement de la santé en Côte d'Ivoire, OCDE, Paris, *www.oecd.org/fr/fiscalite/politiques-fiscales/mobilisation-des-recettes-fiscales-pour-le- financement-de-la-sante-en-cote-ivoire.htm.*

apparence technique, soulève pourtant des difficultés majeures. Elle suppose un changement profond des habitudes, dans un pays, où les populations ont pris l'habitude de se rendre dans l'établissement le plus proche de leur domicile, sans considération pour la hiérarchie sanitaire officielle. D'un point de vue strictement pratique, les déplacements, notamment à Abidjan, peuvent se transformer à certaines heures de la journée en véritables chemins de croix, tant les embouteillages sont devenus structurels dans les grandes métropoles africaines. Pour toutes ces raisons, le respect de la pyramide sanitaire reste aujourd'hui largement théorique. Sa mise en œuvre effective est encore loin d'être une réalité tangible.

La gestion administrative, financière, comptable et technique est assurée par un Institut de Prévoyance Sociale (IPS) créé par décret[32], la Caisse Nationale d'Assurance Maladie (IPS-CNAM). La tutelle technique relève directement du Ministère de l'Emploi et de la Protection Sociale et indirectement du Ministère de l'Économie et des Finances, ainsi que du Ministère du Budget et du Portefeuille de l'État. La mise en œuvre de la CMU, quant à elle, est conjointement assurée par le Ministère de tutelle et le Ministère de la Santé et de l'Hygiène Publique, qui est lui, en charge de l'offre de soins et qui a, en son sein un comité technique de mise en œuvre de la CMU, chargé de proposer des stratégies et outils pour la CMU. L'influence des bailleurs de fonds, en dépit de leur omniprésence pour la production du concept de couverture universelle et son instauration, est moins prégnante dans la mise en œuvre de la CMU, comme elle peut l'être dans les programmes, tels que le VIH ou la vaccination. En dehors des acteurs étatiques et extérieurs, un partenariat public-privé a

---

[32] *Décret N° 2014-395 du 25 juin 2014 portant création de l'Institution de Prévoyance Sociale dénommée « CAISSE NATIONALE D'ASSURANCE MALADIE », en abrégé IPS-CNAM.*

également été tissé avec la SNEDAI (Groupe Ivoirien Multi-Services, qui exerce dans quatre (4) secteurs-clés de l'économie ivoirienne : les Nouvelles Technologies, BTP & Immobilier, Énergie, Transport) pour l'encadrement du système d'enrôlement biométrique des assurés[33].

L'IPS-CNAM comporte un Conseil d'Administration chargé de déterminer les orientations stratégiques de l'institution ; leur mise en œuvre est sous la responsabilité d'un Directeur Général. Le DG est accompagné d'un Directeur Général Adjoint et de 8 Directeurs Centraux. L'IPS-CNAM a également une fonction de contrôle des établissements en matière de prescription et dispensation des soins. *L'article 36* de la loi, instituant la CMU, stipule que l'IPS-CNAM peut être aidée dans sa mission (sur la base d'une convention signée entre les parties) par des Organismes Gestionnaires Délégués (OGD), ayant le statut juridique de société commerciale ou de mutuelle sociale, justifiant d'une expertise en matière de gestion de risques maladie.

On distingue :

- Les OGD cotisations (CNPS, Solde civile pour les fonctionnaires et leurs familles, Solde militaire, CGRAE)
- Les OGD prestations (mutuelles, assureurs privés, gestionnaires de portefeuille maladie) qui ont pour mission de procéder au contrôle médical et à la liquidation des factures/prestataires (procèdent à l'ensemble des contrôles effectués

[33] *Décret N°2014-647 du 29/10/2014*, portant approbation du contrat de partenariat entre l'État de Côte d'Ivoire et la société SNEDAI Côte d'Ivoire pour la mise en place d'un système d'enrôlement biométrique des assurés de la CMU et d'un applicatif de gestion de la CMU ainsi que de son environnement logiciel, du cahier des charges relatives et de ses annexes.

sur les feuilles de soins transmises à l'OGD, en vue de leur règlement ou de leurs éventuels rejets), de faire l'ordonnancement des paiements des prestataires de soins, d'assurer la délivrance des prises en charge. L'OGD peut cependant refuser de procéder au paiement des prestations après leur liquidation.

Le décret n° 2017-149 du 01 mars 2017 fixe la liste des affections, actes de médecine et de biologie et la liste des médicaments couverts par la CMU. Depuis le 22 mars 2023, des maladies, telles que l'hypertension artérielle et le diabète (également pris en charge dans un programme vertical) ont été intégrées au panier de soins de la CMU. La tarification des actes dans les établissements publics et privés investis d'une mission de service public a été établie par arrêté interministériel. Concernant les médicaments, la Nouvelle Pharmacie de Santé Publique (NPSP) donne la priorité aux médicaments génériques. L'hospitalisation, qui constitue un poids significatif dans les dépenses de santé, est prise en charge de façon différente en fonction du niveau de la pyramide sanitaire.

- Dans les Centres Hospitaliers Régionaux (CHR) et Hôpitaux Généraux (HG) : l'indemnisation du Centre Hospitalier est forfaitaire et fixée pour une durée de 10 jours, indépendamment de la durée de séjour du patient.
- Dans les Centres Hospitaliers Universitaires (CHU) : un forfait journalier est établi et le ticket modérateur sera dû sur la base du nombre de nuits effectuées.

La phase de généralisation de la CMU et de démarrage des prestations a été effective à partir du 1er octobre 2019. Cependant un projet pilote, phase d'expérimentation, avait eu lieu sur la période du 25 avril 2017 au 31 décembre 2018 et avait intéressé 150 000 étudiants dans les grandes villes du pays. Cette phase expérimentale a cependant été réalisée sur une population non représentative et non contributive, ce qui a vraisemblablement faussé l'évaluation véritable de la volonté de la population à s'engager en faveur du projet. En conséquence, devant le relatif échec des premières années et la mise à mal vraisemblable de l'objectif de 70% de couverture en 2025, le Gouvernement a institué, à partir du 22 septembre 2022[34], l'obligation d'enrôlement à la CMU, pour les démarches administratives, sociales et académiques pour les personnes âgées de 16 ans et plus. La participation aux Concours de la Fonction Publique, de la Police, de la Gendarmerie, de l'Armée. Ainsi, tout recrutement dans les secteurs public et privé, est désormais conditionné à l'enrôlement à la CMU. Toutefois, cet enrôlement ne garantit en rien l'accès effectif aux prestations. En dehors des personnes économiquement faibles, éligibles au système d'assistance, la couverture reste conditionnée au paiement des cotisations. Pour les assurés relevant du RGB, l'accès aux soins n'est donc pas automatique : la couverture n'est effective qu'en cas de participation financière. Le décret se trouve ici pris en défaut, car être enrôlé ne signifie pas être couvert. Dès lors, l'objectif fixé à l'horizon 2025, à savoir atteindre une couverture effective de 70% de la population, apparaît de plus en plus utopique à la date de rédaction de ce document.

Des efforts considérables sont cependant déployés par l'IPS-CNAM et les autorités gouvernementales, pour

---

[34] *Décret n°2022-753 du 28 Septembre 2022, relatif à la mise en œuvre de l'obligation d'enrôlement à la couverture maladie universelle.*

promouvoir l'enrôlement sur l'ensemble du territoire, et ce, à travers une diversité de canaux. Des campagnes d'information, des événements publics, des clips de sensibilisation portés par des artistes populaires, appréciés de toutes les tranches d'âge, ont été largement diffusés. Des postes avancés ont également été déployés, notamment à l'intérieur du pays, auprès d'une population souvent plus modeste, davantage tournée vers la médecine traditionnelle et présentant un taux d'analphabétisme plus élevé. Un maillage territorial a été mis en place, combinant bureaux mobiles et postes fixes, pour couvrir au mieux les zones rurales et périurbaines.

À la date de décembre 2024, l'IPS-CNAM rapporte un total de 14 434 068 personnes enrôlées. Ce chiffre, bien qu'encourageant en apparence, contraste avec une réalité de terrain plus nuancée. De nombreuses lenteurs sont signalées dans le processus d'enrôlement, surtout dans la production et la distribution des cartes d'adhésion. Dans certains cas, l'attente s'étire sur plusieurs mois, voire plusieurs années, dépassant ainsi largement la période de carence, ce qui suscite un risque non négligeable de renoncement de la part d'une frange de la population.

Les données officielles de l'IPS-CNAM font état de 7 487 290 cartes produites, dont seulement 5 480 283 ont été effectivement distribuées. À ces chiffres, il faut encore soustraire les cartes défectueuses ou mal imprimées, nécessitant une réfection. En réalité, moins d'un tiers des personnes enrôlées sont aujourd'hui en mesure de bénéficier des prestations de la CMU, indépendamment de leur statut d'assistance ou de leur régularité vis-à-vis des cotisations, des données qui, à ce jour, n'ont pas été publiées. Ce flou statistique participe à l'érosion de la confiance dans le dispositif.

S'agissant spécifiquement des personnes couvertes par le Régime d'Assistance Médicale (RAM), l'IPS-CNAM recense officiellement 597 644 bénéficiaires. Ce chiffre, six ans après le lancement officiel de la CMU, apparaît particulièrement faible, surtout dans un pays où plus d'un tiers de la population, autochtone comme étrangère, vit avec moins de 750 F CFA par jour. Ce constat met en lumière les limites actuelles du modèle, dans sa capacité à garantir une véritable couverture aux populations les plus vulnérables.

Parmi les raisons avancées pour expliquer ces insuffisances, figurent notamment la difficulté à recenser de manière fiable les populations indigentes et la lenteur des procédures administratives en cours. Un principe de subsidiarité est désormais envisagé, s'appuyant sur des sociétés civiles et des organisations de proximité, afin de mieux toucher et intégrer les populations concernées.

Afin de confronter les ambitions affichées de la CMU à sa réalité opérationnelle, une enquête de terrain a été menée dans plusieurs structures sanitaires, publiques et privées, ainsi qu'auprès d'usagers du système. Ce travail visait à dresser un état des lieux concret de la mise en œuvre de la couverture, de ses effets perceptibles sur l'accès aux soins, et des limites rencontrées dans les pratiques quotidiennes.

4.
L'état des lieux : Enquête sur le terrain (9 au 14 Novembre 2024)

a. L'expérience des usagers.

Des multiples discussions que j'ai eues la chance de tenir avec des individus tout venant — du chauffeur de taxi ou de l'employé d'un Centre Hospitalier à l'usager dans les couloirs d'un Centre Hospitalier Universitaire, qui, ironie du sort, s'est avéré être le CHU de Treichville dans lequel je fus si injustement traité, il y a vingt-cinq ans — le principal sentiment, qui m'a été exprimé est celui d'une incertitude, d'une incompréhension, essentiellement alimentées par le manque de clarté, qui semble entourer le projet, ainsi que par des doutes quant à sa traduction réelle dans l'amélioration de la protection sanitaire.

En dépit des campagnes de communication, l'individu tout venant continue de se demander :

« Qu'est-ce que j'y gagne en réalité ? », « Si le seul médicament accessible est le paracétamol, je ne vois pas l'intérêt d'y adhérer », « Je préfère me soigner en indigénat », « Ma carte n'est jamais arrivée », « On m'a dit que c'était seulement pour les fonctionnaires » ou encore « On nous dit souvent qu'on ne prend pas la CMU quand on présente notre carte ».

Les propos les plus désarçonnant m'ont été tenus par des employés du CHU de Treichville, au nombre de 17, parmi lesquels 13 personnels divers et 4 techniciennes de surface. Ces dernières étaient rémunérées à hauteur de 60 000 FCFA, sans réel contrat, et ne pouvaient donc bénéficier des dispositions relatives à la couverture « employeur » dans le cadre de la CMU. Hormis cette situation irrégulière, plusieurs personnes (10) s'étaient enrôlées uniquement à la suite du décret, rendant la CMU obligatoire pour avoir accès à certains droits fondamentaux du citoyen. Aucune des personnes interrogées ne s'acquittait de ses cotisations mensuelles. Une seule bénéficiait d'une couverture complémentaire, via son mari, antérieure à l'institution de la CMU, et qu'elle considérait comme amplement suffisante, pour couvrir ses besoins en matière de santé.

Les plus jeunes, quant à eux, ne perçoivent pas l'intérêt d'une protection contre un risque qui, pour eux, n'est pas encore une réalité. De nombreux articles de presse traduisent cette adhésion plus que limitée à un projet qui, plus de cinq ans après son lancement, peine à convaincre. Sur les plus de 14 millions d'enrôlés à ce jour, moins de 50% des cartes ont été produites. Les délais varient de quelques mois à plusieurs années dans le pire des cas, et même lorsqu'elles sont produites, des erreurs d'identification ont été rapportées, forçant à reprendre l'intégralité du processus. Des centres « in situ » ont été déployés dans les Centres Hospitaliers et autres lieux d'enrôlement, afin de fluidifier le processus de production des cartes et en permettre le, souvent, bien difficile usage.

Tout individu répond à une forme d'incitation, qu'elle soit morale, sociale ou financière. L'adhésion à la CMU fait appel à la part sociale de l'incitation. Pourtant, l'individu prime de plus en plus dans les sociétés africaines, qui ont renoncé à une part d'elles-mêmes, en adoptant des coutumes étrangères. La paupérisation, dans un environnement où l'opulence s'affiche à chaque coin de rue, a également un impact certain sur cette évolution. Cette dérive trouve son expression dans la corruption généralisée, qui règne à tous les échelons. Le bénéfice personnel prime désormais sur le bien-être d'autrui dans les mentalités.

La notion de risque maladie, lorsqu'elle n'est pas perçue, comme une réalité immédiate, notamment par les populations jeunes, reste abstraite. Cette dissociation entre un investissement immédiat et un bénéfice futur incertain constitue, en sociologie, ce que l'on nomme « l'incohérence temporelle ». L'immédiateté prime, et cela se reflète dans le langage de rue à travers des expressions, comme :

« En même temps est mieux » ou « tout près n'est pas loin ».

La phase pilote de la CMU n'a pas réellement testé la disposition des populations à y adhérer, et l'adhésion à grande échelle n'a pas été sécurisée. S'il n'existe aucune confiance en un système, surtout un système qui a tant déçu par le passé, des moyens de le contourner seront toujours recherchés.

L'ouvrier du secteur informel, qui gagne son pain au jour le jour, ne s'engagera pas dans un système de cotisations, qui risque d'exiger un arbitrage entre sa subsistance immédiate et l'accès à des soins, dont il n'aura peut-être jamais besoin, comme me l'a confié un chauffeur de taxi. Ce dernier reconnaissait toutefois avoir été obligé de se plier à la réglementation, rendant la CMU obligatoire dans le cadre de démarches administratives.

Le décret instituant la CMU, comme exigence pour les inscriptions à certains concours ou dans les établissements scolaires, n'a malheureusement pas apporté de solution pérenne. Il ne rendait obligatoire que l'enrôlement de l'usager. Cette mesure, si elle a permis d'élargir le nombre d'enregistrés, ne constitue une solution qu'en surface, puisque l'enrôlement, sans cotisation effective de la part des usagers en capacité de contribuer, ne saurait être assimilé à une couverture réelle.

Comme nous l'avons vu, cette régularité de cotisation n'est pas une constante. Et la mesure coercitive que constitue le décret peut, à juste titre, être interrogée dans ses motivations réelles.

En 2022, trois (3) ans après le lancement de la CMU, moins de quatre (4) millions de personnes étaient enrôlées. Trois ans plus tard, la barre des 16 millions est à portée, soit une multiplication par quatre. Même si l'on peut faire valoir une amélioration des moyens d'information et une meilleure connaissance du terrain, les propos recueillis montrent clairement que, l'Ivoirien lambda a intégré une donnée essentielle : l'absence d'obligation de cotisation. Ce choix — car il s'agit bien d'un choix — semble avoir été fait, consciemment, par une part non négligeable de la population.

b. Développement et accessibilité de l'offre de soins

À ce jour, la Couverture Maladie Universelle (CMU) n'est opérationnelle que dans les établissements publics et certaines structures à but non lucratif. Les usagers peuvent accéder aux prestations incluses dans le panier de soins à condition de présenter leur carte d'adhérent et, pour les bénéficiaires du Régime Général de Base (RGB), d'être à jour de leur cotisation.

La mise en œuvre effective d'une couverture universelle repose toutefois sur la disponibilité d'une offre de soins suffisante pour répondre aux besoins de la population. Cette offre doit être adéquate tant sur le plan quantitatif que qualitatif. Or, en dehors du District d'Abidjan, cette exigence est loin d'être satisfaite sur l'ensemble du territoire ivoirien.

Le PNDS 2021-2025[35] rappelle les grandes insuffisances du système de santé en matière d'infrastructures :

- L'évaluation des CHR et Hôpitaux Généraux a révélé des scores bien en-deçà des performances requises. La vétusté et la défaillance des équipements sont souvent pointées du doigt, la moitié du parc automobile est désuet.
- Sur les 164 blocs opératoires des hôpitaux publics, 46 étaient non fonctionnels.
- 18 Centres de Radiologie sur les 96 disponibles sur l'étendue du territoire étaient utilisables.
- 57% des ESPC (unité fonctionnelle de base du dispositif CMU) et 30% des établissements publics de santé (EPS) ne disposent pas d'un point d'eau pour faire face à leurs besoins.
- 39% des EPS ne disposent pas de latrines fonctionnelles.
- La réhabilitation du CHU de Yopougon débutée le 1er novembre 2019, n'est pas achevée à ce jour, quand bien même une réouverture partielle a été annoncée.

Les investissements consentis par le Gouvernement restent certes conséquents dans le cadre de la politique de rééquipement des centres publics, mais demeurent insuffisants. Les nombreux projets hospitaliers annoncés à travers le territoire restent, pour la plupart, à l'état de projets immobiliers, avec seulement une minorité ayant réellement vu le jour. La construction d'un institut de cardiologie à Bouaké, dont le début des activités est prévu pour le

---

[35] Ministère de la Santé, de l'Hygiène Publique et de la Couverture Maladie Universelle. Plan national de développement sanitaire 2021-2025. Abidjan : Décembre 2021.

premier trimestre 2025, viendra constituer le deuxième établissement de niveau 3 dans cette ville, près de cinquante ans après l'ouverture de l'Institut de Cardiologie d'Abidjan. Cet exemple est d'ailleurs révélateur : la première pierre avait été posée en grande pompe en 2015, et neuf années nous séparent du démarrage prévu des travaux. Une lecture cynique pourrait dès lors conduire à remettre en question la fiabilité des publications relatives à l'avancement des chantiers hospitaliers, souvent exprimé en pourcentage — une métrique peu pertinente dans le secteur de la santé, la livraison d'un bâtiment n'étant pas systématiquement synonyme de mise en service effective.

Le système privé, quant à lui, n'est toujours pas intégré au dispositif de la CMU. La quote-part prévue pour la CNAM constitue le principal point d'achoppement. En effet, le mécanisme du tiers-payant à 70% est difficilement applicable dans le secteur privé, où une consultation peut coûter en moyenne 17 500 F CFA, contre moins de 5 000 F CFA dans le public. Le système de la CMU se trouve ainsi amputé de près de 40% de l'offre de soins disponible sur le territoire — une offre qui, dans son état actuel, est souvent de meilleure qualité que celle du secteur public, bien qu'elle ne concerne qu'une fraction plus restreinte de la population (moins de 15%), bénéficiant le plus souvent d'une couverture complémentaire.

c. Accessibilité des médicaments

La position de la CNAM, vis-à-vis du médicament, a beaucoup évolué depuis le début de la phase effective de la CMU en 2019. L'ambition initiale était de cantonner la CMU uniquement à l'offre hospitalière et d'exclure les officines privées. Le très probable effet limitateur d'une telle décision a été reconnu, et la signature successive de conventions a abouti à l'accord actuellement en vigueur, consécutif à la *Convention*[36] *d'octobre 2022* entre la CNAM et l'UNPPCI (Union Nationale des Pharmaciens du Privé de Côte d'Ivoire).

Les médicaments disponibles en pharmacie étaient émis à partir de la Nouvelle Pharmacie de la Santé Publique (NPSP). Il s'agissait de médicaments, pour la plupart inconnus du grand public, génériques et estampillés CMU. Il en résultait un classement différencié entre le médicament « standard » et le médicament « CMU ». La perception de la population fut, comme attendu, négative : les médicaments « CMU » étaient jugés moins efficaces, et cette segmentation explicite, en matière de santé, suscitait des interrogations quant à l'égalité d'accès à des soins de qualité, sans discrimination. En conséquence, ces médicaments restaient sagement cantonnés sur leurs étagères et arrivaient massivement à péremption.

La proposition d'intégrer les médicaments déjà présents en officine a ainsi été acceptée, afin de contrecarrer ce premier écueil. Tous les médicaments, dont le prix était inférieur ou égal au prix émis par la NPSP, affecté d'un coefficient 1,9, ont intégré la liste CMU. Tous les médicaments au-delà de ce prix en étaient exclus. Cette disposition est en cours de renégociation. La position de l'UNPPCI est que le remboursement pourrait être maintenu pour ces médicaments, si le patient consentait à couvrir lui-même la part excédentaire au prix limite.

Pour pallier tout défaut de paiement de la CNAM, concernant les médicaments délivrés en officine, un fonds de garantie d'un montant de 3 milliards de FCFA a été mis en place à partir de 2022.

---

[36] Convention entre la CNAM et l'UNPPCI pour la distribution des médicaments de la CMU.

Une autre difficulté relevée est la très faible utilisation des bons CMU. Les prescriptions médicales, à l'issue d'une consultation, doivent être effectuées sur une ordonnance CMU physique, pour que le patient puisse, en se présentant en officine, bénéficier de la délivrance, en fonction de ses droits. Pourtant, une officine centrale située en plein cœur d'Abidjan rapporte moins de cinq bons CMU par mois, alors que des centaines de bons, liés aux prestations des compagnies d'assurances privées, y sont présentés. Il est difficile de trouver une explication plausible à un tel phénomène, alors même que la CMU devrait constituer aujourd'hui le premier réseau en nombre d'assurés et d'ayants droit. Cette rareté d'utilisation serait à l'origine du refus de certaines pharmacies de recevoir les patients CMU. La dématérialisation des bons CMU permettrait de faciliter leur utilisation.

C'est dans cet environnement de difficultés d'accès aux médicaments qu'a été signé, en mars 2023, le décret intégrant le diabète et l'hypertension artérielle au panier de soins de la CMU. Dans les faits, les médicaments concernés n'étaient pas effectivement pris en charge. L'équilibre financier du dispositif étant incertain, des discussions ont été engagées au sein de la CNAM autour d'une possible inversion du taux du ticket modérateur, comme levier potentiel pour financer le projet.

Le 9 décembre 2024, un arrêté interministériel a institué un ticket modérateur fixé à 67% à la charge du patient, les 33% restants étant assumés par la CNAM. Environ un million de personnes souffrent aujourd'hui du diabète en Côte d'Ivoire, tandis que la prévalence de l'hypertension artérielle atteint désormais 40%, contre 17% en 1974, probablement en raison d'une évolution des habitudes alimentaires.

Ces pathologies chroniques induisent non seulement des coûts directs pour le patient, mais également des coûts indirects liés aux dégradations fonctionnelles, qu'elles entraînent en l'absence de prise en charge adéquate. L'insuffisance des données épidémiologiques limite l'analyse de leur impact en termes de morbidité et de mortalité. D'ailleurs, il est, jusqu'à ce jour, encore impossible de quantifier l'effet des réformes annoncées.

La prise en charge des pathologies chroniques, en raison de leur retentissement direct sur la santé des individus et, à plus long terme, sur leur contribution économique, devrait être assurée de manière complète. La réorganisation actuelle, bien qu'existante, fait peser un poids financier significatif sur les individus contributifs, les exposant à terme, au risque de dépenses catastrophiques.

d. La relation avec les OGD prestations : L'exemple de la MUGEF-CI[37]

Les dissensions nées de la promulgation de la loi CMU, concernant la gestion des cotisations et la délivrance des prestations aux fonctionnaires, avaient fini par trouver une résolution avec « l'arrimage » de la MUGEF-CI à la CMU, à travers un décret rendant obligatoire la complémentaire, pour les fonctionnaires. Ces derniers, attachés aux prestations offertes par leur mutuelle et dubitatifs quant à la protection effective que leur apporterait la CMU, pouvaient ainsi continuer à bénéficier de l'expertise de la MUGEF-CI, tout en lui permettant de fonctionner pleinement. En effet, les prestations offertes par la couverture mutualiste (régime de base et complémentaire *Ivoir'Santé*) restent supérieures

[37] Convention entre la CNAM et la MUGEFCI relative à la délégation de missions de liquidation de prestations de soins de santé dans le cadre de la généralisation des prestations de la couverture maladie universelle.

à celles du panier de soins de base proposé par la CMU, incluant notamment la prise en charge de médicaments liés au traitement du diabète, de l'hypertension, voire de certaines pathologies oncologiques.

Les discussions avaient abouti à la signature, en octobre 2019, d'une Convention entre la CNAM et la MUGEF-CI relative à la délégation de missions de liquidation des prestations de soins de santé. La CNAM a ainsi pu accéder aux cotisations des quelque 400 000 adhérents de la MUGEF-CI. À la suite de la signature d'une Convention avec le Trésor Public, elle a également obtenu un accès direct aux cotisations des fonctionnaires, et prélèverait, avant reversement à la MUGEF-CI, environ 52% de ces cotisations au titre du RGB-CMU. Les montants ponctionnés seraient bien inférieurs au coût des prestations effectivement liquidées, ce qui alimente l'hypothèse d'une CNAM disposant d'une manne financière excédentaire. Quand bien même ces considérations, émanant de la MUGEF-CI, pourraient être légitimes, elles doivent néanmoins être tempérées, compte tenu du principe de mutualisation du risque inhérent au dispositif CMU : le surplus pourrait ainsi avoir été réaffecté au RAM ou à des prestations lourdes.

Compte tenu des pertes occasionnées par l'arrimage, la MUGEF-CI doit toutefois se réinventer pour ne pas disparaître. S'inspirant largement de la MGEN (Mutuelle Générale de l'Éducation Nationale), elle a entamé une transformation verticale (diversification de l'offre de couverture) et horizontale (investissements dans plusieurs secteurs d'activité au-delà du champ sanitaire : crédit, immobilier, gestion d'hôpital mutualiste ; des entités créées administrativement, mais non opérationnelles en pratique).

Sur le plan financier, *l'article 20 de la Convention* prévoit une rémunération mensuelle de la MUGEF-CI par la CNAM. À ce jour, cette disposition ne semble pas encore mise en œuvre. Concernant le processus de liquidation, la MUGEF-CI est habilitée par la CNAM à accéder à des fonds dédiés, pour le paiement des prestations validées.

La CMU constitue ainsi, dans sa conception initiale, un levier d'instauration de la justice sociale en matière de santé et un premier pas vers la concrétisation durable du droit à la santé pour tous. Son caractère universel donne à chacun, selon ses moyens, la possibilité d'accéder à une forme de couverture contre le risque sanitaire, particulièrement contre le risque maladie. Au-delà de sa vocation première de protection sanitaire, la CMU contribuera indirectement au développement du système d'information hospitalière. En effet, le Gouvernement a adopté, le 10 juillet 2024, un décret établissant le numéro d'immatriculation CMU, comme identifiant unique de santé dans les établissements. Cet identifiant vise à faciliter la gestion des données médicales et à renforcer la capacité administrative et statistique de suivi de l'information sanitaire, encore largement insuffisante aujourd'hui.

Quand bien même il serait prématuré de tirer des conclusions définitives sur la véritable protection apportée et son retentissement positif, sur la santé des populations, un optimisme prudent s'impose. Les limites connues de la conception administrative et financière de la couverture, les inégalités persistantes d'accès, l'offre de soins encore insuffisante, la lenteur de mise en œuvre et la faible adhésion réelle de la population constituent des critiques légitimes à l'égard du système.

5.
Le miroir brisé : État des lieux critique de la CMU

L'évaluation du système de CMU sera réalisée, en utilisant comme référentiel, le nouveau cadre d'évaluation des performances des systèmes de santé de l'Organisme de Coopération et de Développement Économique (OCDE)[38]. Ce cadre privilégie une approche centrée sur la personne, considérée « à la fois comme un objectif des systèmes de santé et comme un moyen d'atteindre d'autres objectifs stratégiques ». La relative jeunesse de la politique de CMU rend difficile une évaluation, en termes de résultats, sur la santé des individus et de la population, fussent-ils positifs ou négatifs. Les conséquences des initiatives sur le bien-être des individus et de la population ne peuvent, à l'heure de l'écriture du présent article, être quantifiées. L'évaluation devra cependant intégrer les considérations socioéconomiques, démographiques et environnementales qui :

« Influencent le système de santé et interagissent avec lui ».

La Côte d'Ivoire est un pays considéré « À Revenu Intermédiaire » ; une économie majoritairement informelle, échappant en grande partie au système de taxation, dépendant, pour une part non négligeable de l'aide extérieure, pour le financement de sa santé, avec une population majoritairement jeune, dont une part significative est d'origine étrangère, subissant de plein fouet les effets du changement climatique, comme en

---

[38] OCDE (2024), Repenser l'évaluation de la performance des systèmes de santé : Un cadre renouvelé, Études de l'OCDE sur les politiques de santé, Éditions OCDE, Paris, https://doi.org/10.1787/04e8cdb9-fr.

témoigne la hausse des températures, entraînant des conséquences notables sur les productions d'exportation : café et cacao, piliers de l'économie ivoirienne. Ces considérations ne peuvent être traitées de façon marginale, lorsqu'on appréhende le système de couverture sanitaire et son objectif universel. L'évaluation sera menée suivant les quatre dimensions transversales des performances, telles que proposées par le nouveau cadre de l'OCDE, (*Figure 1*).

Figure 1 : Nouveau cadre d'évaluation des performances des systèmes de santé de l'OCDE

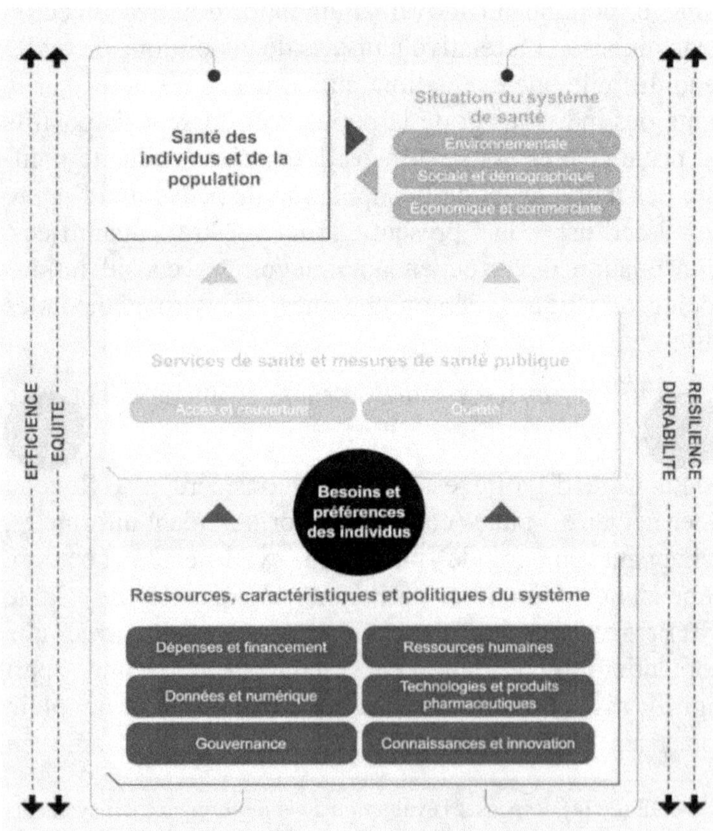

a. Équité

Le *décret n°2017-46 du 25 janvier 2017* a défini les conditions et modalités d'assujettissement, d'affiliation et d'immatriculation au Régime Général de base de la Couverture Maladie Universelle. Il établit la liste des personnes obligatoirement affiliées au RGB en fonction de leur statut académique ou professionnel. Les conditions d'emploi énumérées ne font cependant à aucun moment référence au secteur informel, qui représente pourtant la majorité de la population active, (*le décret n°2017-123 du 22 février 2017* mentionne toutefois les « personnes soumises à la taxe forfaitaire des petits commerçants et artisans »).

L'adhésion à la CMU était ainsi fondée sur le volontariat d'une population majoritairement jeune et fortement exposée au risque maladie et aux risques d'accidents. L'exemple des « balanceurs » est édifiant. Ces jeunes gens, suspendus aux portières de petits autobus désuets, sans aucune norme de sécurité, sont exposés à de nombreuses chutes, parfois mortelles. Ne relevant ni du statut d'artisan ni de celui de commerçant, ils échappent totalement au dispositif, tel qu'il a été initialement conçu, alors même que *l'article 2 de la loi*, instituant la CMU, en faisait un système obligatoire.

Des initiatives sont en cours, afin d'intégrer le secteur informel de façon plus inclusive, dans l'économie ivoirienne. Le décret, instaurant l'obligation d'enrôlement en septembre 2022, constitue un levier coercitif censé favoriser une adhésion plus large de la population informelle. Dans cette optique de formalisation du secteur, un projet d'identification et d'enrôlement des entreprenants de Côte d'Ivoire a été lancé en décembre 2023 ; ses conséquences ne peuvent cependant être évaluées à ce jour.

D'ailleurs, la formalisation du secteur informel reste une problématique commune, à l'ensemble des économies africaines.

Aussi, le choix de la politique migratoire libérale de la Côte d'Ivoire, initiée sous le joug colonial, puis maintenue après l'indépendance, pour pallier le déficit démographique et répondre à l'impératif de mise en valeur du territoire, a fait du pays l'une des principales terres d'accueil du continent[39].

La population d'origine étrangère représente aujourd'hui plus d'un cinquième de la population recensée, vivant sur le territoire ivoirien. Cette population, encore plus que la population autochtone, est essentiellement employée dans le secteur informel. Elle exerce en grande partie en qualité de main-d'œuvre, sans déclaration ni véritable existence administrative dans les secteurs agricole, dans le transport ou dans la construction. On utilise dans notre argot le terme de *Manawas*, pour qualifier ces jeunes (indépendamment de leur origine), souvent employés à la journée, assumant pleinement les risques de leur activité, sans couverture officielle de l'employeur. Le risque de sous-utilisation de cette main-d'œuvre l'expose continuellement à la précarité et à la pauvreté.

Par ailleurs, le décret n°2017-46 mentionne que, l'étranger en situation régulière doit répondre à plusieurs conditions, afin d'être éligible au RGB ; il ne peut en aucun cas prétendre au RAM, réservé aux populations autochtones.

---

[39] Données migratoires en Afrique de l'Ouest : https://www.migrationdataportal.org/fr/regional-data-overview/western-africa#:~:text=L'Afrique%20de%20l'Ouest%20accueillait%207%2C6%20millions,(UN%20DESA%2C%202020).&text=La%20plupart%20des%20migrants%20originaires,Ouest%20restent%20dans%20la%20région.

En premier lieu, il existe un critère de résidence, qui doit s'inscrire dans la durée (plus d'un an), sur le territoire ivoirien. La seule présence sur le territoire est cependant insuffisante : l'individu doit également être en mesure de fournir la preuve d'une activité professionnelle régulière et d'être en règle, vis-à-vis du système d'impôts et de taxes. Les étrangers, en situation irrégulière, ne sont éligibles à aucune couverture.

Comme nous l'avons vu, l'activité de cette frange de la population est essentiellement informelle et non déclarée. Ces personnes subissent ainsi le double fardeau du caractère informel et des restrictions liées à leur statut d'étranger, sur le sol ivoirien. Les textes entraînent donc incidemment une quasi-exclusion d'une part significative de la population du Système de Couverture.

Cette réalité peut être appréhendée de deux façons :

- L'approche par le droit,
- Et l'approche sanitaire.

Le droit à la santé étant reconnu, comme fondamental, cette posture non avouée est en totale rupture avec ce principe, en abandonnant l'étranger en situation régulière, mais non éligible, ainsi que l'étranger en situation irrégulière, face à la problématique de l'accès aux soins. Des systèmes, comme l'Aide Médicale d'État (AME) en France, mobilisant des ressources importantes, illustrent une conception du droit à la santé, comme un droit de l'homme.

Sur le plan sanitaire, la non-considération du risque, que peut constituer une population exclue du système de santé, se muant en réservoir de maladies susceptibles d'essaimer dans la population générale, (qu'elle soit couverte ou non), fait courir un danger bien plus grand au système de couverture dans son ensemble et menace presque directement la santé et le bien-être des populations. La réflexion autour de la prise en charge de l'étranger doit être menée, tout en gardant à l'esprit la portée politique d'une telle initiative.

Concernant plus spécifiquement la couverture de l'indigent, le RAM prévoit une couverture non contributive pour les « personnes économiquement faibles ou démunies ». Le site de l'IPS-CNAM ne délivre pas de chiffres spécifiques quant au nombre de personnes bénéficiant actuellement de ce régime, mais les estimations obtenues auprès de la CNAM font état de 597 644 personnes inscrites au RAM, à la date de décembre 2024. Un processus de ciblage des ménages indigents a débuté en 2017 et devrait s'étendre jusqu'en 2025. C'est ainsi un total de 2.5 millions de bénéficiaires, dont les cotisations et le ticket modérateur devront être entièrement à la charge du budget de l'État, pour une prise en charge intégrale des soins, intégrant le panier de soins de la CMU[40]. Toute personne n'intégrant pas les dispositions prévues, afin de bénéficier du RAM, se verra automatiquement affiliée au RGB contributif, avec à sa charge, le ticket modérateur de 30%. Dans un foyer, la charge des cotisations des enfants de moins, de 21 ans ou en situation de handicap, revient aux parents ; en cas de non-emploi de l'un des conjoints, la charge totale du foyer est assumée par le seul parent employé.

Dans le secteur privé, 50% de la charge des cotisations d'un foyer composé de deux adultes avec enfants (six au maximum) est prise en charge par l'employeur. Les fonctionnaires de l'État, quant à eux, sont directement

[40] Couverture Maladie Universelle : 2.5 millions de personnes vont bénéficier du régime d'assistance médicale. https://www.gouv.ci /_actualite-article.php?recordID=13112.

prélevés sur leur bulletin de paie et n'ont aucun effort supplémentaire à fournir.

Ce système comporte en lui-même des éléments susceptibles de mettre en péril le principe d'équité. En premier lieu, le Salaire Minimum Interprofessionnel Garanti (SMIG) s'élève à 75 000 F CFA, en Côte d'Ivoire, pour toute activité formelle. Un individu percevant le SMIG et assumant seul la charge financière du foyer devra s'acquitter de l'intégralité de la cotisation au titre du RGB. Il en ira de même pour un haut-cadre, percevant un salaire mensuel de plusieurs millions, tandis que l'employé du secteur privé verra sa charge réduite de moitié grâce à la participation de son employeur. L'individu, percevant le SMIG et non éligible au RAM, devra également supporter le ticket modérateur de 30%.

Il convient ainsi de rappeler la notion de dépenses catastrophiques de santé[41], auxquelles l'individu à revenu modeste sera exposé, en fonction de la nécessité de consommation de soins. Une autre critique potentielle pourrait être potentiellement celle de la relative faible (quoique difficilement atteignable, car elle devra consister en une multiplication par un facteur quatre (4) en un an d'un nombre de bénéficiaires obtenu après cinq (5) ans de lancement) cible de bénéficiaires du RAM dans un pays où plus de 35% (soit plus de 10 millions d'individus) de la population vit en dessous du seuil de pauvreté et 10% de la population est en situation d'extrême pauvreté (environ 3 millions de personnes).

Quand bien même l'on considérerait une hypothèse favorable, et irréelle, il faudrait que, plus de trois-quarts (¾) de cette population soit étrangère, pour se rapprocher des

---

[41] OCDE (2017), « Dépenses de santé à la charge des patients », dans Health at a Glance 2017 : OECD Indicators, Éditions OCDE, Paris. DOI : https://doi.org/10.1787/health_glance-2017-26-fr.

2.5 millions définis, comme objectif. Cet objectif pourrait cependant représenter une première victoire dans la longue marche du système de couverture, qui est encore à ses balbutiements.

L'inégalité potentielle du RGB aurait pu être atténuée ou supprimée par l'existence d'une Couverture Santé Complémentaire au Régime Contributif. En effet, le recours à une complémentaire santé dans la population reste un enjeu de santé publique important, dans la mesure où son absence, et les restes à charge conséquents, qui en découlent, constituent un obstacle au recours aux soins (dissuasion à l'entrée du système du fait du coût, et dissuasion à l'usage effectif avec rationnement, en raison de ressources qui s'épuisent), tout particulièrement pour les ménages les plus pauvres.[42]. Les régimes prévus dans le contexte de la CMU ne comportent pas la possibilité, d'associer une complémentaire publique à la prise en charge initiale, permettant de couvrir le ticket modérateur. Un Régime de Couverture Complémentaire Obligatoire a été introduit par *décret le 22 mars 2017*, pour les agents et fonctionnaires de l'État, avec une cotisation plafonnée à 7 004 F CFA par mois, pour l'assuré et ses ayants-droit.

Pour toute personne en dehors de cette catégorie socio-professionnelle, le recours à une Couverture Complémentaire se fait sur la base du volontariat. Les primes mensuelles par personne, concernant les complémentaires santé, oscillent entre 5 000 et 10 000 F CFA, pour les mutuelles, et entre 13 000 et 20 000 F CFA, pour les Compagnies d'Assurances privées[43]. Elles restent

---

[42] JUSOT F. et al. *L'accessibilité financière à la complémentaire santé en France : Les résultats de l'enquête Budget de famille 2006*, Économie et statistique, 2011, n°450, p. 29-46.

[43] OHOUOCHI C., *L'assurance Maladie Universelle en Côte d'Ivoire : Enjeux, pertinence, stratégie de mise en œuvre*. Paris : L'Harmattan, 2015.

significativement élevées en comparaison de la cotisation mensuelle du RGB et de la couverture du ticket modérateur (30%). Le montant des primes, à lui seul, constitue un élément dissuasif pour une frange significative de la population.

Les causes de cet abandon relatif par l'IPS-CNAM de la question de la complémentaire trouvent partiellement leur origine dans le besoin de maintenir un climat d'entente avec les organismes de complémentaire. En effet, des tensions avaient vu le jour entre l'IPS-CNAM et la MUGEF-CI, quant à la gestion des cotisations des fonctionnaires, qui constituent une manne financière significative, et dont la MUGEF-CI avait, jusqu'à la mise en place effective de la CMU, la gestion exclusive. La situation avait trouvé une résolution dans la mise en place d'une complémentaire obligatoire, (en relative contradiction avec les principes mutualistes, qui reposent sur le volontariat), pour les fonctionnaires, dont la gestion reviendrait à la MUGEF-CI, tandis que la Couverture de Base serait assurée par l'IPS-CNAM.

La gestion de la CMU est décentralisée au niveau des OGD, que constituent les organismes mutualistes et les assurances privées. L'IPS-CNAM s'appuie également sur leur expérience, afin d'assurer le fonctionnement du dispositif. Un compromis devait être trouvé : le choix a donc été d'abandonner la Couverture Complémentaire par l'IPS-CNAM, un choix lourd de conséquences, exposant toujours une partie de la population au risque de dépenses catastrophiques.

Les conséquences potentielles, sur le plan individuel, vont de la sélection en matière de soins au renoncement intégral à la consommation des soins de santé couverts par la CMU, avec un recours de plus en plus fréquent à la Médecine traditionnelle. À l'échelle populationnelle, cela entraîne la constitution potentielle d'un groupe à la fois réservoir et vecteur de maladies, faisant peser un risque en matière de santé publique et pouvant engendrer un fardeau financier bien plus important pour le système, notamment en matière de contrôle de la diffusion infectieuse.

Dans le cadre du PNDS 2021–2025, une étude avait montré que 46,9% des personnes malades, pauvres ou non, évoquent le coût, comme principal obstacle à l'utilisation des services. 19,1% des personnes malades évoquent des raisons socio-culturelles.

Sur le plan de l'offre de soins, la Côte d'Ivoire a hérité d'une inégalité en matière de santé, dès son accession à l'indépendance ; d'ailleurs, celle-ci perdure encore aujourd'hui. L'offre de soins est répartie entre le secteur public (60%) et le secteur privé (40%), dont 67% est concentré à Abidjan et dans sa périphérie. Plus de 30% de la population vit à plus de cinq (5) kilomètres d'un centre de santé. Aussi, eu égard la Pyramide Sanitaire, aucun établissement de premier niveau (CHU ou Institut Spécialisé) n'existe au nord de la ville de Bouaké.

Les inégalités concernent également la densité en matière de professionnels de santé (*Figure 2*).

Figure 2. Densité des professionnels de santé (Source RASS 2020)

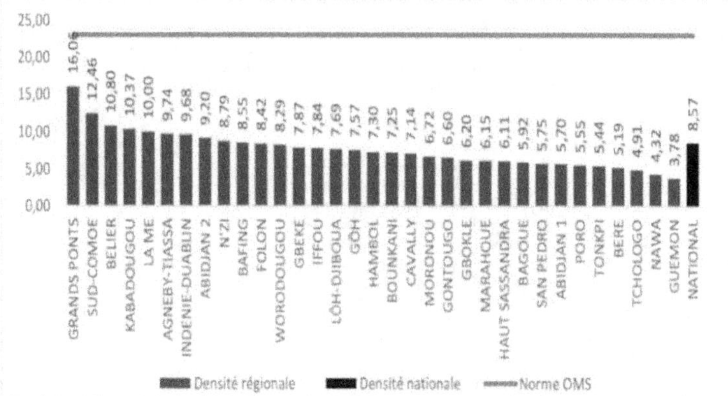

Les inégalités de revenu existantes en Côte d'Ivoire, notamment entre le nord et le sud, sont parfaitement documentées[44]. Ainsi, les populations des régions situées au nord de la ville de Bouaké, en plus d'un accès limité aux soins de santé sur la base de leur coût (*Figure 3*), sont également plus exposées, du fait d'une offre de soins insuffisante, en comparaison aux populations du sud. Des efforts ont cependant été consentis avec la construction de centres de second niveau, dans la moitié nord du pays ; ces derniers, pour la plupart, ne sont pas encore en service. Le PNDS tirait la sonnette d'alarme sur des centres (de premier et deuxième niveau) au matériel désuet, ne répondant pas aux normes d'évaluation en matière de performance.

---

[44] KOUAMÉ A. et al. *Analyses des inégalités de revenu en Côte d'Ivoire, revue d'économie théorique et appliquée*, Vol 12, No 2, Déc 2022, pp 185-204.

Figure 3 : Dépenses totales de santé par habitant dans les régions de Côte d'Ivoire 2016 (Comptes Nationaux de la Santé 2016)

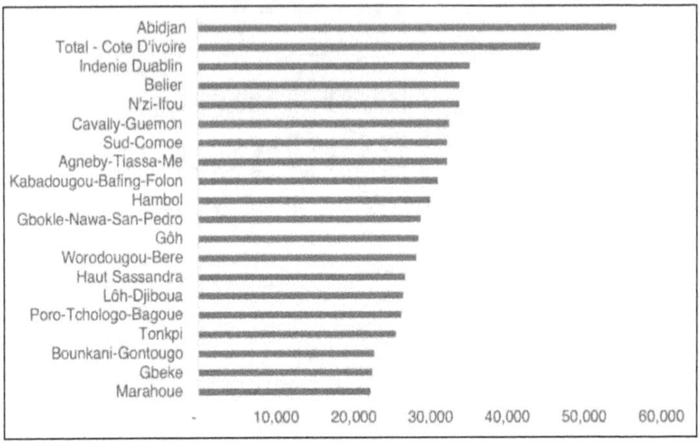

La Médecine traditionnelle, que la Médecine jugée « moderne », importée par la colonisation, n'aura jamais réussi à complètement reléguer au rang de simple élément folklorique, constitue pour les populations les plus modestes un moyen de protection, vis-à-vis du risque maladie.

Le tradipraticien est ainsi le premier interlocuteur en cas de maladie, dans une grande partie des foyers en Côte d'Ivoire, et un rapport chiffre à :

> *80% des populations rurales, vivant dans les pays en développement utiliseraient la Médecine traditionnelle, comme premier moyen de recours.*[45]

[45] KROA E. et al. *Analyse de la collaboration entre médecines traditionnelle et moderne dans la région du Sud Bandama (Côte d'Ivoire*. Revue CAMES-Série Pharm. Med Trad. Afr., 2014, 17(1), p 21-27.

Le recours à la Médecine moderne n'empêche pas un « deuxième avis », auprès du tradipraticien, qui jouit de toute la confiance, qu'on accorde aux personnes considérées, comme porteuses d'enseignements ancestraux et autres savoirs ésotériques, lesquels ont toujours suscité un sentiment ambivalent de crainte et d'espoir.

L'éducation Africaine en général, et Ivoirienne en particulier — exception faite de la dénaturation coloniale — est fortement empreinte de mystique. La maladie, dans bon nombre de cas, est considérée comme l'œuvre de sorciers et autres « mangeurs d'âmes », et l'assurance maladie elle-même perçue, dans certains cercles, comme un moyen d'attirer sur soi le mauvais œil.

Selon le Professeur Thérèse N'DRI-YOMAN :

« La Médecine traditionnelle est la plus répandue, la plus ancienne, celle qui semble s'attaquer à la fois au corps, à l'âme et à l'esprit ».[46]

Bénéficiant du soutien de l'OMS — formalisé par la création d'un centre mondial de médecine traditionnelle en 2022 et la tenue d'un premier Sommet Mondial en août 2023 — la pratique de la Médecine traditionnelle est en train de subir une transformation profonde en Côte d'Ivoire, preuve de la reconnaissance de sa prééminence, avec une intégration progressive dans le panorama, de l'offre de soins[47,48]. Un répertoire national des praticiens de médecine traditionnelle existe et contenait 7 020 praticiens enregistrés

[46] Pr N'dri Yoman T, « Comment se soigne-t-on aujourd'hui en Côte d'Ivoire », Vendredis du CERAP (Centre de Recherche et d'Action pour la Paix), 2008.

[47] *Loi n°2015-536 du 20 juillet 2015*, relative à l'exercice et à l'organisation de l'a Médecine et de la Pharmacopée traditionnelle.

[48] *Décret n°2016-24 du 27 janvier 2016* portant code d'éthique et de déontologie des praticiens de Médecine et Pharmacopée traditionnels.

en 2020, ainsi que 130 centres répertoriés sur les 3 000 estimés.

Cependant, la Médecine traditionnelle, en dépit du poids qu'elle représente à l'échelle nationale, a été laissée hors du champ de la CMU et ne bénéficie d'aucune prise en charge particulière. Des raisons peuvent être avancées pour justifier cette situation.

Ce sont :

Le recensement encore inégal, l'absence d'établissement de recommandations et d'un niveau de recherche suffisant pour fonder une pratique sur les preuves, ou encore l'existence malencontreuse de « charlatans », qui entachent la légitimité de la profession.

Quand bien même ces critiques viendraient à être entendues, le législateur peut être mis face à ses propres textes, car la loi relative à l'exercice et à l'organisation de la Médecine et de la Pharmacopée traditionnelles reconnaît, en son *Article 13* que :

> *"Le principe de la collaboration entre Médecine traditionnelle et Médecine moderne est admis". La primauté de la Médecine traditionnelle dans certains cas est d'ailleurs parfaitement reconnue, même dans les sphères les plus cartésiennes : "Les guérisseurs ou devins-guérisseurs reçoivent des médecins ou infirmiers des cas de maladies mystiques".* [49]

La Médecine traditionnelle devrait ainsi être considérée, à bien des égards, comme un complément (poursuite des soins en Médecine traditionnelle après les avoir débutés en Médecine moderne ; j'ai personnellement consommé plus

[49] Mémel-Fotê H. et al. *Les représentations de la santé et de la maladie chez les Ivoiriens*. Paris : L'Harmattan, 1998.

de décoctions de quinquina que de comprimés d'antipaludéens), voire une alternative sérieuse pour nombre de personnes dans l'incapacité de couvrir les 30% de tickets modérateur laissés à leur charge par la CMU.

Au même titre que les centres de référence de premier niveau, un centre de référence de Médecine traditionnelle devrait être instauré, et la liaison constante entre ces deux types de structures établie, afin que chaque branche du soin puisse reconnaître ses limites et orienter à temps le patient, lorsque ses capacités viennent à être dépassées.

L'intégration de la Médecine traditionnelle à la CMU permettrait également de poursuivre son développement, compte tenu des efforts de conventionnement et de réglementation, qui seront fournis dans une optique de sécurité, d'économie et de pertinence des soins.

b. Efficience

L'évaluation de l'efficience du système consiste à évaluer la « mesure dans laquelle les objectifs sont atteints tout en limitant au maximum l'utilisation des ressources ».

Dans un rapport d'évaluation du système de santé en 2018, prenant en considération « les intrants et les résultats du système de santé »[50], l'OMS rapportait, qu'en dépit d'un taux d'exécution budgétaire — rapportant les dépenses réalisées aux dépenses prévues — de 90% du budget alloué au Ministère de la Santé, le score d'efficience de la dépense publique pour la santé était de 0,49, contre une référence à 0,86 dans les pays en développement. Cette donnée traduisait l'existence de goulots d'étranglement, aussi bien

[50] Organisation Mondiale de la Santé. *État de la Santé dans la région africaine de l'OMS : Analyse de la situation sanitaire, des services et des systèmes de santé dans le contexte des Objectifs de Développement Durable.* 2018, Bureau Régional pour l'Afrique. Brazzaville. Congo.

en matière d'allocation que d'exécution des dépenses, quand bien même la corruption, hautement répandue dans l'administration, avec les nombreux scandales de détournements soigneusement étouffés — car « on ne regarde pas dans la bouche de celui qui grille les arachides » — n'y serait pas étrangère, entraînant une réduction significative de l'efficience des efforts financiers consentis et, incidemment, une perte de bénéfice en matière de santé pour la population.

Concernant la politique de CMU, nous identifions une perte d'efficience et de gains potentiels en matière de santé d'une partie de la population, liée à la conception administrative de la gestion par l'IPS-CNAM, ainsi qu'aux risques de financements multiples, du fait de la coexistence des programmes verticaux et de la gratuité.

Il s'agit d'une erreur fondamentale dans la conception, que de penser que l'uniformisation de la couverture, vis-à-vis du risque maladie, serait intrinsèquement liée à une conception également uniforme du risque encouru par l'individu. Les particularités liées au tissu social et à la démographique, ainsi que l'importance des secteurs agricole et informel, exigent la prise en compte d'une individualisation du risque maladie et accident. Le jeune « balanceur » et l'employé à la journée dans un champ de cacao ne peuvent être assimilés à un cadre du quartier des affaires.

La loi instituant la CMU, ainsi que celle portant création de l'IPS-CNAM, ont désigné ce dernier, comme gestionnaire unique de la CMU dans sa conception et sa mise en œuvre, avec l'appui des OGD.

Les différents régimes (contributif et non contributif) sont appliqués de façon identique à toute personne affiliée. Si la problématique de l'informel a été abordée en amont (échappement à la charge fiscale, sous-utilisation possible, exposition au risque de pauvreté, population agricole significative, tentative de formalisation encore à ses débuts), la question de l'individualisation du secteur agricole mériterait également d'être posée, en raison de la spécificité de cette population.

À travers les risques professionnels accrus, tels que les expositions chimiques, les troubles musculo-squelettiques, les zoonoses et autres atteintes physiques ou environnementales majeures, les rythmes de travail et leur retentissement sur la santé, la disparité de revenus entre exploitants et travailleurs saisonniers ou journaliers vivant dans la précarité, le relatif isolement, ainsi que les effets de plus en plus préoccupants des changements climatiques sur l'activité agricole et la santé des agriculteurs, se dégagent autant d'arguments recevables en faveur d'une conception individualisée de la protection du monde agricole.

Le projet AMU, du début des années 2000, n'avait pas écarté la notion d'individualisation, fût-ce par simple mimétisme du modèle français, et avait intégré dans son schéma la création d'une Caisse Agricole. L'existence d'une telle caisse permettrait, outre l'allègement de la charge de gestion supportée par l'IPS-CNAM (au prix, certes, d'un morcellement du pouvoir décisionnel et du système de pilotage) — d'adapter le panier de soins aux risques spécifiques du monde agricole. Le niveau de cotisation pourrait également être modulé en fonction du statut de l'agriculteur. L'organisme de gestion agricole serait ainsi en mesure d'imposer une taxe aux exploitants pour couvrir les travailleurs en situation de précarité, tout en proposant une couverture complémentaire relevant d'une logique mutualiste.

La création d'un organisme spécifique au monde agricole, connaissant ses réalités, constituerait une solution plus pérenne, pour une population récemment éprouvée par les fortes chaleurs, ayant affecté les rendements agricoles. Le gouvernement a donc pris l'initiative d'assumer les cotisations des agriculteurs des trois filières binômes (café-cacao, hévéa-palmier à huile, coton-anacarde), au titre du RGB. Ces initiatives isolées traduisent une forme de partialité et renforcent le sentiment d'injustice et d'inégalité de traitement — contentieux potentiel, qui pourrait être résolu par la création d'une caisse agricole.

Les valeurs fondatrices de la mutualité sont la solidarité, le refus du lucre, la démocratie, la liberté d'adhésion et le bien-être des membres. En prenant en considération la situation du fonctionnaire ivoirien, la MUGEFCI, avant l'avènement de la CMU, était la toute-puissante régente de l'offre de couverture sanitaire de base et complémentaire.

Or depuis 1989, la MUGEFCI est devenue un organisme de droit privé, après le désengagement de l'État. En amont de la mise en œuvre de la CMU, des dissensions ont émergé entre la MUGEFCI et la CNAM, autour de la gestion des Régimes de Base et de la captation des cotisations. Le Régime de Base constituait, en effet, la principale source de financement de la MUGEFCI. Malgré les justifications avancées, l'argent restait le nerf de la guerre, comme le souligne Donatien Robé, qui pointe du doigt la gestion intéressée de la MUGEFCI, ainsi que les motivations personnelles sous-jacentes, en contradiction avec l'idéal mutualiste de non-lucrativité[51].

Le débat a dépassé les frontières de la Côte d'Ivoire, lorsque deux (2) dirigeants de la MUGEFCI ont abordé la question de sa place, dans leurs Mémoires de fin d'Études, (dans le cadre d'un partenariat de Formation Continue avec la MGEN). La prééminence de l'IPS-CNAM, instituée par la loi portant création de la CMU, a permis de faire pencher

[51] ROBÉ D. *Le forfait sanitaire au secours de la couverture maladie universelle*. Paris : L'Harmattan.2016.

la balance en sa faveur, face à une MUGEFCI instituée par décret.

Toutefois, consciente de l'expertise de la MUGEFCI, l'IPS-CNAM a opté pour son intégration au dispositif des OGD, tout en se désengageant de la gestion de la couverture complémentaire. Par décret, une complémentaire obligatoire a été instaurée pour les fonctionnaires, en rupture avec le principe d'adhésion volontaire inhérent à toute entreprise mutualiste, au bénéfice d'un organisme de droit privé, tel que la MUGEFCI.

La question de la complémentaire renvoie à la notion d'efficience de la couverture sanitaire, dans la mesure où, un renoncement partiel ou total aux soins, pour des raisons de coût, expose la population à un risque accru, allant à l'encontre du principe même de Couverture Universelle.

Cependant, en dehors des forfaits spécifiques aux fonctionnaires, le coût des complémentaires reste dissuasif pour une partie importante de la population non éligible au RAM.

Il apparaît donc nécessaire, dans un souci d'équité, d'envisager la mise en place d'une couverture complémentaire publique, permettant de couvrir le ticket modérateur à un tarif avantageux. Sa gestion et sa mise en œuvre, sur la base de critères d'éligibilité et d'accessibilité clairement définis, relèveraient de l'IPS-CNAM. Son financement pourrait reposer sur un complément de cotisation, équivalent à une fraction de la cotisation RGB, ou provenir d'un impôt innovant dédié, voire d'une taxe spécifique.

La mise en place d'une complémentaire, par l'IPS-CNAM, impliquerait toutefois une clarification de ses relations avec les organismes mutualistes et les assurances privées, dans un contexte où, ces entités entreraient en concurrence sur le marché de la complémentaire. En raison de son statut non lucratif, et conformément à *l'article 20 du décret portant création de l'IPS-CNAM* :

> *Les ressources de l'IPS-CNAM peuvent également être constituées, à titre exceptionnel, par les subventions de l'État, les subventions d'organismes publics ou privés, nationaux ou internationaux.*

Cette dernière pourrait proposer une offre différenciée à un coût inférieur. Un cadre clair devra être établi, concernant les limites des champs de prestations : l'IPS-CNAM, ne s'aventurant normalement pas au-delà des prestations incluses dans le panier de soins.

Dans les suites immédiates de la crise post-électorale de 2011, une gratuité totale, relayée expressément par une gratuité ciblée, a été mise en place, afin d'alléger le fardeau des soins, pour la population. Cependant, une étude a montré, qu'en raison du niveau élevé des dépenses directes, la mise en œuvre divergeait sensiblement des intentions affichées. Les établissements n'étaient payés qu'à posteriori — souvent avec retard — et devaient initialement fonctionner sur leurs fonds propres, ce qui a entraîné un fort mécontentement. Ce dispositif a mis en péril la qualité des soins dans un contexte d'insuffisance récurrente de matériel et de personnel. Un budget de 20 milliards de FCFA serait nécessaire pour faire fonctionner la gratuité ciblée, soit l'équivalent du budget national des ESPC.

En parallèle, le système de santé comporte également des programmes verticaux dotés de financements propres. Ces programmes, au nombre de 23 (*Figure 4*), disposent tous d'un budget spécifique. Si la logique de leur existence — pour des pathologies à fort impact national comme la vaccination ou le VIH — est recevable, la question du double financement via la CMU mérite d'être soulevée.

L'IPS-CNAM rapporte, en effet, que certaines pathologies (paludisme, maladies métaboliques, affections odontologiques et stomatologiques) font théoriquement partie du panier de soins, notamment pour la délivrance de médicaments. Or, ces affections sont toutes couvertes par des programmes verticaux. Par exemple, le Plan National de Lutte contre les Maladies Métaboliques (PNLMM), créé par *arrêté ministériel en juin 2007*, en remplacement du Plan National de Lutte contre le Diabète, vise à assurer prévention, traitement, coordination et mobilisation des ressources. L'hypertension artérielle y est également intégrée. Depuis le 22 mars 2023, diabète et hypertension sont officiellement inclus dans le panier de soins de la CMU.

Les budgets spécifiques, qu'il s'agisse de la gratuité ciblée ou des programmes verticaux, doivent donc être repensés, et leur réallocation débattue au niveau législatif. Cette organisation risque sinon de créer un goulot d'étranglement en matière d'allocation, en raison notamment de financements internationaux, échappant au pouvoir central.

En effet :

> *Outre le faible niveau des dépenses publiques, la plupart des dépenses des donateurs en Côte d'Ivoire ne sont pas acheminées par le gouvernement, ce qui entraîne une fragmentation et une capacité fiscale encore plus limitée. Près de 85% des financements extérieurs sont acheminés par des systèmes détenus par les donateurs, ce qui limite la viabilité des fonds et fait courir à la Côte d'Ivoire un risque de transition supplémentaire en matière de gestion*

des ressources des donateurs lorsque leur soutien diminue.[52]

Du fait qu'ils échappent au contrôle central, ces financements ne peuvent pas être intégrés à la CMU et constituent, en parallèle, des goulots d'étranglement en matière d'exécution, en raison du risque de double financement. Ces limites structurelles sont des éléments d'explication potentielle de la faible efficience budgétaire observée.

La coexistence de la CMU et de programmes spécifiques reste envisageable, à condition que, les prérogatives de chacun soient clairement définies : le soin relevant de la CMU, tandis que les programmes pourraient être regroupés dans un Institut de la prévention, épaulé par des « Task Force » spécialisées, chargées de missions de proposition et d'élaboration scientifique.

[52] *Évaluation des systèmes de financement de la santé en Côte d'Ivoire.* https://p4h.world/app/uploads/2023/02/Evaluation20des20systemes20de20financement20de20la20sante20HFSA2028129.x23411.pdf

Figure 4 : Liste des programmes verticaux du MSHP

N°	PROGRAMME
1	PROGRAMME NATIONAL DE SANTE MERE ET ENFANT
2	PROGRAMME NATIONAL DE LUTTE CONTRE LE SIDA (PNLS)
3	PROGRAMME NATIONAL DE LUTTE CONTRE LA TUBERCULOSE (PNLT)
4	PROGRAMME NATIONAL DE LUTTE CONTRE LA SCHISTOSOMIASE, L'HELMINTHIASE ET LA BILHARZIOSE LYMPHATIQUE (PNLSGF)
5	PROGRAMME NATIONAL DE LUTE CONTRE LA LEPRE (PNEL)
6	PROGRAMME ELARGIE DE VACCINATION (PEV)
7	PROGRAMME NATIONAL PROMOTION DE LA MEDECINE TRADITIONNELLE (PNPMT)
8	PROGRAMME NATIONAL DE SANTE SCOLAIRE ET UNIVERSITAIRE (PNSSU)
9	PROGRAMME NATIONAL DE SANTE MENTALE (PNSM)
10	PROGRAMME NATIONAL DE SANTE BUCCO-DENTAIRE (PNSBD)
11	PROGRAMME NATIONAL DE PREVENTION DES MALADIES NON TRANSMISSIBLES (PNPMNT)
12	PROGRAMME NATIONAL DE PREVENTION DES MALADIES METABOLIQUES (PNLMM)
13	PROGRAMME NATIONAL DE NUTRITION (PNN)
14	PROGRAMME NATIONAL DE LUTTE CONTRE LES ULCERES DE BURILI (PNLUB)
15	PROGRAMME NATIONAL DE LUTTE CONTRE LES HEPATITESVIRALES (PNLHV)
16	PROGRAMME NATIONAL DE LUTTE CONTRE LE PALUDISME (PNLP)
17	PROGRAMME NATIONAL DE LUTTE CONTRE LE TABAGISME (PNLTAB)
18	PROGRAMME NATIONAL DE LUTTE CONTRE LE CANCER (PNLCA)
19	PROGRAMME NATIONAL DE LUTTE CONTRE LA CECITE (PNLCE)
20	PROGRAMME NATIONAL DE DEVELOPPEMENT DE L'ACTIVITE PHARMACEUTIQUE (PNDAP)
21	PROGRAMME NATIONAL D'ERADICATION DE VER DE GUINEE/EAU ASSAINISSEMENT (PNEVG/EA)
22	PROGRAMME NATIONAL D'ELIMINATION DE LA TRYPANOSOMIASE HUMAINE AFRICAINE (PNETHA)
23	FOND NATIONAL DE LUTTE CONTRE LE SIDA (FNLS)

c. Durabilité et Résilience

L'article 45 de la loi, portant institution de la CMU, stipule que la loi vise un objectif : « d'équilibre financier entre ressources et dépenses de chacun des régimes ».

Cet article, à lui seul, permet de questionner le système sur ses aspects de résilience et de durabilité.

Le concept de résilience, emprunté aux analyses psychosociales, a fait son entrée dans le domaine de la santé à la fin de la première décennie 2000, connaissant un essor véritable, à la suite de l'épidémie d'Ébola. Il est sujet à plusieurs interprétations et fait l'objet de divers cadres d'évaluation[53,54].

Selon le rapport de l'OCDE :

> *La résilience implique de s'assurer que les performances du système de santé se maintiennent dans des conditions extrêmes, et ce dans tous les domaines qui déterminent ces performances.*

En d'autres termes :

> *Elle se définit par la capacité à se préparer, à gérer (absorber, adapter et transformer) et à tirer des enseignements des chocs.*

Ces conditions peuvent être générées par des modifications intrinsèques au système (capacités matérielles et humaines)

---

[53] *Résilience des systèmes de santé pendant et après les crises - Qu'est-ce que cela signifie et comment peut-elle être renforcée, Document de synthèse préparé* par Sophie Witter et Benjamin Hunter juin 2017. Rebuild Consortium.
[54] Krub ME et al. *What is a resilient health system? Lessons from Ebola.* May 2009, Vol 385(9980), p1910-1912.

ou par des chocs externes (internationaux ou d'ordre national, ayant un impact socio-économique).

Des éléments directeurs ont été proposés comme indicateurs potentiels de résilience d'un système de santé : l'état de santé, le recours aux soins et l'apparition de comportements d'adaptation délétères, tels que le travail des enfants ou la réduction de l'apport alimentaire[55]. Ces éléments, bien qu'utiles pour évaluer la résilience a posteriori, demeurent insuffisants dans une perspective d'évaluation prospective, car, ils n'intègrent pas les mutations internes ou externes susceptibles d'avoir un impact direct ou indirect sur le système. Il conviendrait ainsi, d'aller « au-delà des ressources du système de santé pour y incorporer les facteurs sociaux et communautaires pertinents », afin d'objectiver la capacité d'absorption des chocs à moyen et long terme.

La durabilité du système renvoie essentiellement à sa viabilité financière et à sa capacité à se pérenniser dans le temps. La nécessité d'adaptation ou de transformation structurelle n'est pas abordée dans le rapport de l'OCDE. Une approche plus large permet toutefois d'intégrer l'influence de facteurs externes dans la capacité du système à répondre « aux besoins du présent sans compromettre la capacité des générations futures à répondre à leurs propres besoins »[56], incluant ainsi les problématiques environnementales, de plus en plus pressantes à l'ère du changement climatique.

La CMU, en Côte d'Ivoire, est entrée dans sa phase effective à partir de 2019. Elle en était encore à ses

---

[55] OECD, 2014. *Guidelines for Resilience Systems Analysis: How to analyze risk and build a roadmap to resilience.*

[56] Brundtland Commission (1987), *Notre avenir à tous : Rapport de la Commission mondiale pour l'environnement et le développement*, Nations Unies

balbutiements, lorsque survint la pandémie de COVID-19. Elle fut d'ailleurs longtemps perçue, comme « l'assurance du cache-nez », tant les bénéficiaires ne lui voyaient pas d'autre utilité dans un contexte de ruptures de stock en pharmacie, malgré les discours officiels et les lourdeurs administratives dissuasives.

La CMU n'a donc pas encore été confrontée à une crise de grande ampleur, permettant de tester sa résilience. Il nous est toutefois possible de proposer une évaluation a priori, afin de traduire une inquiétude légitime vis-à-vis d'un système à la coquille fragile :

- **Préparation** : Les conclusions du PNDS 2021-2025, sur l'insuffisance des ressources matérielles et humaines, ainsi que leur répartition inégale sur le territoire, constituent déjà en elles-mêmes une contradiction avec le principe de Couverture Universelle. La dépendance à l'aide extérieure expose le système aux conséquences d'un éventuel changement de paradigme international. Le caractère contributif de la CMU, dans un pays où la majorité de la force de travail est informelle — avec le risque de sous-utilisation inhérent — la rend vulnérable à tout choc d'envergure, entraînant une baisse brutale de l'emploi informel ou une poussée soudaine de la paupérisation. L'IPS-CNAM ne dispose pas de dotations propres. D'ailleurs, les montants des participations exceptionnelles de l'État (*article 20 du décret portant création de l'IPS-CNAM*) ou d'autres aides ne sont pas publiquement connus. Il est donc raisonnable de considérer le Système de Santé, et la CMU en particulier, comme à risque de déséquilibre en cas de choc majeur.

- **Capacité de gestion** : À l'issue du choc et de la phase d'alerte, la capacité de gestion se mesurera aux adaptations et transformations mises en œuvre, pour atteindre les objectifs. Cela suppose l'existence d'une capacité de réserve, dont l'IPS-CNAM ne dispose pas ; ce qui limite sa marge de manœuvre pour des réformes plus profondes. Aussi, les goulots d'étranglement, ayant causé l'inefficience budgétaire en amont, amplifient le risque de blocage dans toute tentative de gains d'efficacité.
- **Financement** : La question du financement de la CMU est déjà sujette à débats. Une révision des montants des cotisations semble inévitable à moyen terme.
- **Leçons tirées** : La résilience ne doit pas être recherchée de façon isolée. Aussi, il est possible de persévérer dans des résultats médiocres en matière de santé, y compris après un choc, si aucune leçon n'en est tirée. Les problématiques relatives à l'offre de soins, aux effets du changement climatique et aux enjeux environnementaux (salubrité, hygiène) doivent impérativement être intégrées à la réflexion sur la capacité de pérennisation du système.

La conception universelle de la couverture ne semble pas résister à une analyse approfondie, selon les éléments d'évaluation recommandés. L'équité affichée est fondamentalement remise en cause par la logique contributive, dans un pays marqué par de profondes disparités de revenus à l'échelle nationale. La question de la prise en charge de l'étranger mérite aussi d'être repensée, et une réflexion à l'échelle sous-régionale, dans le cadre d'une intégration ouest-africaine, pourrait constituer une piste.

Le financement reste un sujet omniprésent, au cœur de toutes les suspicions. Tant que la Couverture Maladie Universelle ne parviendra pas à traduire, dans les faits, une prise en charge réelle et visible pour l'ensemble des assurés, elle restera perçue, à tort ou à raison, comme un outil de collecte budgétaire au service de l'État, plutôt qu'un instrument de protection sociale. Cette perception est d'autant plus tenace que la promesse politique initiale, portée par des chiffres impressionnants — 900 spécialités pharmaceutiques et 170 pathologies couvertes —, peine à convaincre sur le terrain, où la réalité des soins reste encore largement inégalitaire, incertaine, voire inaccessible pour certains.

Des modèles existent ailleurs sur le continent, et il serait judicieux d'en tirer les enseignements. Une analyse comparative sérieuse des réussites et des échecs des pays voisins pourrait offrir les repères nécessaires pour repenser notre propre système. Mais au-delà des exemples extérieurs, il devient urgent de questionner les fondements mêmes du modèle que l'on nous impose depuis plus de soixante ans. Le monolithisme idéologique de la santé internationale, présenté comme solution universelle, n'a pas transformé le destin sanitaire des populations ivoiriennes. Il est temps d'oser une vision enracinée, plus conforme à nos réalités sociales, économiques et culturelles.

De mon enfance, je garde un proverbe dont la sagesse me semble plus actuelle que jamais :

« Lorsque la poule va au marché, elle ne confie pas ses poussins à l'épervier. »

Troisième partie

La Cité de DIEU : Propositions pour un système de couverture contre le risque maladie

Si la promesse universelle de la CMU a montré ses limites dans son exécution, rien ne saurait pourtant interdire d'en réaffirmer l'ambition. Il nous faut désormais penser autrement. Penser sans complaisance, mais avec espoir.

Cette troisième partie se veut un acte de refondation, une esquisse rigoureuse, concrète et adaptée d'un modèle de couverture contre le risque maladie, ancré dans la réalité ivoirienne, mais éclairé par les expériences du monde.

Ce travail d'analyse, de comparaison et de proposition repose sur une conviction simple : aucun progrès véritable ne viendra sans justice, sans imagination politique, et sans le courage de désapprendre, ce qui ne fonctionne plus. Il ne s'agit pas de rêver un État-providence hors-sol, mais de construire, patiemment, la Cité de DIEU — non pas une utopie céleste, mais un système humain, protecteur, solidaire et viable.

1.
Exemples d'application de la CMU en Afrique

a. Au Sénégal et au Rwanda : Le choix de la subsidiarité

La CMU a été instituée au Sénégal à partir de 2013, alors que la Côte d'Ivoire pansait encore — et panse toujours — ses plaies. Un organisme en coordonne la mise en œuvre : l'Agence de la Couverture Maladie Universelle (ACMU), placée sous la tutelle du Ministère de la Santé et de l'Action Sociale.

La CMU ne revêt, à ce jour, aucun caractère obligatoire au Sénégal. Sa particularité réside essentiellement dans son approche fondée sur le principe de subsidiarité, avec une organisation, s'appuyant sur les mutuelles communautaires, structures à but non lucratif, qui jouent un rôle central dans la société sénégalaise.

Ces mutuelles servent d'intermédiaires entre les populations et les prestataires. L'adhésion s'effectue sur la base du volontariat, mais cette notion est toute relative, tant ces organisations sont profondément ancrées dans le quotidien des populations : leur présence est si familière, que l'adhésion y devient presque naturelle.

Les institutions mutualistes sont organisées à trois niveaux, dans le cadre d'une décentralisation de la CMU : au niveau local, avec les mutuelles de santé communautaires, au niveau départemental, via les unions départementales des mutuelles, elles-mêmes affiliées à une union régionale. Le schéma de financement repose sur deux piliers : une part centrale financée essentiellement par le budget de l'État pour les populations les plus vulnérables, appuyée par le Fonds de Solidarité Nationale alimenté par l'État, le secteur privé et les donateurs ; et une part contributive, assurée par des cotisations mensuelles modulables, selon les revenus, afin de garantir l'accessibilité. La cotisation mensuelle est fixée à 7 000 FCFA, financée à hauteur de 50% par l'État. Bien que ce système soit, lui aussi, sujet à questionnement, l'approche fondée sur l'ancrage communautaire et la reconnaissance sociale, dont jouissent les mutuelles — bien moins développée en Côte d'Ivoire — peut constituer un axe de réflexion pertinent, pour adresser la problématique du secteur informel.

Le Rwanda dispose, quant à lui, de l'un des taux d'adhésion les plus élevés du continent (environ 90%) à une politique de CMU en place depuis 2003. Cette politique s'organise autour des Mutuelles de Santé, programmes communautaires déployés au niveau des districts, avec une implication locale significative. Les cotisations varient, selon quatre catégories de revenus, et un ticket modérateur de 10% est laissé à la charge du patient. Il convient également de rappeler que, le Rwanda investit massivement dans la santé, avec un budget représentant 15% de son budget national, en conformité avec la Déclaration d'Abuja.

b. Le régime des Gabonais économiquement faibles

Le Gabon est l'un des premiers pays à avoir institué un régime de couverture sanitaire universelle en 2007. La CMU gabonaise comporte trois régimes de couverture, dont un régime dédié aux non-salariés (employés du secteur informel, artisans et agriculteurs), qui est un régime volontaire, et un régime dit des Gabonais Économiquement Faibles (REF). La notion de REF a été définie par *décret le 19 mars 2018*, selon des critères stricts ; un numéro d'immatriculation spécifique est délivré après une enquête sociale. Au Gabon, le choix d'une mise en place progressive de la CMU a été fait par classe, et a concerné en premier lieu les Gabonais économiquement faibles. Le fonds est financé par une redevance obligatoire à l'Assurance Maladie, prélevée auprès des Compagnies de téléphonie mobile.

L'équilibre financier de ce régime a toutefois été rompu dès 2015, en raison de l'augmentation du nombre d'assurés, de l'accumulation d'arriérés, des difficultés d'apurement, ainsi que de fraudes à l'enregistrement. Ce constat illustre la grande difficulté, pour un régime de couverture universelle, d'atteindre l'objectif d'équilibre projeté.

Toutefois, la mise en place de financements innovants et spécifiques constitue un levier important pour modérer le déséquilibre financier, pourtant hautement probable. Le RAM en Côte d'Ivoire, quant à lui, est entièrement à la charge de l'État, et aucun financement spécifique n'a, à ce jour, été mis en place pour soutenir ce régime.

c. Le National Health Insurance Scheme (NHIS) Ghanéen

Le NHIS a été créé par le National Health Insurance Act (NHIA) en août 2003, avec pour objectif d'assurer la mise en œuvre de la politique de santé et de garantir l'accès aux services de santé de base pour tous les résidents. Il se substituait au système dit du « Cash-and-Carry », institué dans le cadre de la politique de paiements directs des soins de santé.

Le financement du NHIS repose sur quatre sources distinctes : une taxe de 2,5% sur les biens et services (*National Health Insurance Levy*, NHIL), des taxes de sécurité sociale sur les employés du secteur formel, des contributions individuelles, et enfin des revenus issus de fonds, d'investissements ou de dons. La NHIL représente 70% des recettes du système, et les taxes de Sécurité Sociale en constituent 23%.

Le NHIS offre un panier de soins défini par le NHIA, couvrant environ 95% des affections, touchant les Ghanéens, incluant le diagnostic, le traitement et les hospitalisations. Les soins de maternité, les urgences et les médicaments figurant sur la liste du NHIA sont également intégralement pris en charge.

L'enrôlement repose sur le volontariat pour les acteurs du secteur informel, sans caractère obligatoire. Les non-salariés s'acquittent d'une cotisation annuelle variant de 2 à 10 dollars, selon leurs revenus. Des conditions strictes sont également établies, pour déterminer les personnes exemptées de contribution.

Ce système a permis de rendre les soins de santé plus accessibles aux Ghanéens, notamment grâce à la suppression du paiement direct au moment de l'accès aux soins de base.

2.
Exemples de modèles de Couverture Sanitaire performants

a. Le triple filet de sécurité singapourien[57]

Ayant obtenu son indépendance en 1965, la Cité-État de Singapour possédait alors un PIB par habitant inférieur à celui des Philippines. Soixante ans plus tard, ce même PIB dépasse désormais celui de la France. L'économie singapourienne, au lendemain des indépendances, était dans les grandes lignes comparable à celle de la Côte d'Ivoire (au 1er décembre 1965 : PIB-Singapour 975 millions de dollars, PIB-Côte d'Ivoire : 920 millions). Deux trajectoires similaires au départ, deux destins désormais, que tout oppose.

Le constat est accablant pour mon pays, qui continue de tendre la main au premier généreux venu, car « il n'est pas libre : il a toujours faim », pour reprendre les mots de Félix Houphouët-Boigny.

Singapour n'a pas construit un miracle, elle a bâti un modèle. Son système de santé, reflet fidèle de sa réussite économique, est aujourd'hui l'un des plus performants au monde, aussi bien en matière de qualité que d'efficience. Cette réussite repose sur une philosophie profonde : une perception exigeante de la responsabilité individuelle, vis-à-vis de soi-même, mais aussi, vis-à-vis d'autrui, en rupture nette avec celle, qui prévaut dans bon nombre de pays africains, y compris la Côte d'Ivoire. À cette éthique personnelle s'ajoute une gestion rigoureuse des ressources publiques, un sens aigu du bien commun, et une

[57] https://www.cpf.gov.sg/member

administration exemplairement tenue, dans un pays où le mot corruption semble appartenir à un autre siècle.

La pensée autour du système de santé a été résumée dans un document dédié[58].

Le système de santé singapourien repose sur une organisation en trois niveaux de sécurité, formant un **triple filet protecteur** :

- **Medisave** : Un compte d'épargne individuel, obligatoire, pour tous les salariés, alimenté par 8 à 10,5% de leurs revenus. Ce compte permet de couvrir ses propres dépenses de santé, ou celles d'un proche, non prises en charge par la couverture de base, ou de financer les primes d'assurance publique. Le Medisave est plafonné en fonction du *Basic Healthcare Sum* (BHS), c'est-à-dire le montant estimé nécessaire, pour subvenir à ses besoins de santé de base au-delà d'un certain âge.
- **MediShield Life** : Un système d'assurance de base destiné à couvrir les risques majeurs pouvant entraîner des dépenses catastrophiques. Les cotisations, modérées, sont en grande partie subventionnées par l'État et directement prélevées sur le *Medisave*. L'accent est mis sur l'offre publique de soins standardisée, non personnalisée, mais accessible.
- **MediFund** : Un fonds d'assistance destiné aux plus modestes, en incapacité de financer leurs soins, malgré les deux filets précédents. Ce troisième niveau incarne la solidarité nationale dans sa forme la plus tangible.

---

[58] Ministère de la Santé. Affordable Health Care: a Whitepaper. Singapore: Octobre 1993.

À ce système s'ajoutent des mécanismes complémentaires que sont, bien évidemment : ***CareShield Life*** et ***ElderShield***, qui sont destinés à prévenir le risque de dépendance au-delà de 65 ans, eux aussi finançables via le *Medisave*. Toute la logique repose sur l'épargne individuelle, la mutualisation des risques, et l'intervention ciblée de l'État, en dernier recours — dans un cadre strictement encadré.

En dehors de la participation individuelle, Singapour consacre environ 5% de son PIB à la santé, un niveau plus bas que celui des pays occidentaux, mais avec des résultats bien supérieurs en matière de santé publique : espérance de vie parmi les plus élevées au monde, taux de mortalité infantile extrêmement faible, excellence de l'offre publique, et poids modéré des dépenses de santé, dans le budget des ménages.

L'efficience du modèle singapourien repose autant sur sa rigueur financière que sur une culture de la prévention intégrée dès l'école. L'éducation à la santé y est continue, bien ancrée dans les mentalités et traduite dans les comportements.

Jules Simon ne disait-il pas :

« Le peuple qui a les meilleures écoles est le premier peuple. S'il ne l'est aujourd'hui, il le sera demain ? »

Singapour a fait sienne cette maxime.

Pour ma terre natale, l'espoir n'est pas perdu. Mais il exige de la rigueur, de la constance et une volonté politique, que nul décret seul ne peut suffire à incarner.

b. La problématique informelle : L'exemple de la Thaïlande

La Thaïlande compte, sur la base des estimations de 2024, une population de près de 70 millions d'habitants, dont 40 millions d'actifs, parmi lesquels 50% sont employés dans l'économie informelle. Ce sont là des réalités bien plus proches de celles de la Côte d'Ivoire, tant en matière de structure démographique que de vulnérabilité de l'emploi, quand bien même les deux économies ne pourraient, en l'état, être mises sur un pied d'égalité.

À la suite de la crise asiatique de la fin des années 1990, la Thaïlande a opéré un tournant majeur, dans sa politique sociale. Dès 2002, elle a mis en place un système de Couverture Maladie Universelle articulé autour de trois régimes distincts, destinés à couvrir l'ensemble de sa population, quels que soient le statut professionnel ou le niveau de revenu :

Civil Servant Medical Benefit Scheme (CSMBS) : Destiné aux fonctionnaires et à leurs ayants droit.

Universal Coverage Scheme (UCS) : Couvrant les trois-quarts de la population, notamment les travailleurs du secteur informel, les agriculteurs et les personnes sans emploi formel. Ce régime offre une protection gratuite ou des tarifs symboliques dans les établissements publics.

Social Security Scheme (SSS) : Réservé aux salariés du secteur privé, financé par les cotisations tripartites des employeurs, des employés et de l'État.

Le financement global du système repose sur une contribution significative du gouvernement, à hauteur de 5% du PIB, ainsi que sur une participation modérée des ménages. Ce dernier point est crucial : la protection sociale n'est pas conçue comme un luxe, mais comme un socle structurant de l'État moderne.

Le modèle thaïlandais est aujourd'hui considéré, comme une réussite relative, dans le monde des Pays à Revenu Intermédiaire. Il a permis, en moins de deux décennies, une nette amélioration des indicateurs de santé : l'espérance de vie est passée à 75,3 ans en 2021, soit un gain de plus de 4 ans en vingt ans, bien au-dessus de la moyenne régionale d'Asie du Sud-Est, estimée à 68,4 ans. Il a surtout permis de réduire les inégalités d'accès aux soins entre les zones rurales et urbaines, avec une couverture équitable sur tout le territoire.

L'accès aux soins obéit à une logique régulée : les centres de santé primaires servent de porte d'entrée obligatoire dans le système, et toute référence vers un centre secondaire ou tertiaire repose sur un adressage formel. Ce maillage territorial structuré, respectueux de la hiérarchie des soins, n'est pas sans rappeler le principe de pyramide sanitaire défendu en Côte d'Ivoire, mais qui peine encore, dans les faits, à se traduire sur le terrain.

Le cas thaïlandais montre, que même avec une forte informalité et des revenus modestes, un État peut mettre en place un système de santé robuste, résilient et équitable, à condition de l'assortir d'une volonté politique claire, d'un ciblage rigoureux, et d'une architecture institutionnelle bien pensée.

3.
La Cité de DIEU : Propositions pour une couverture sanitaire intégrale et égalitaire

a. Qui soigner ? Pour une conception africaine de la santé

La Côte d'Ivoire est, depuis 2018, classée parmi les Pays à Revenu Intermédiaire et se doit, à ce titre, de s'investir dans une politique de protection sanitaire adaptée à sa population. Historiquement, le pays a toujours fait montre d'une hospitalité sans pareil — et l'a même retranscrit dans le deuxième vers de son hymne national — de telle sorte qu'à ce jour, près d'un-quart de la population est étrangère, qu'elle soit ou non employée. Dans un souci de santé publique, autant que de respect des droits fondamentaux, la protection des personnes devrait s'appliquer, sans distinction d'origine, ne serait-ce que parce que l'exclusion d'une partie de la population pourrait créer un cluster à haut risque, menaçant l'équilibre sanitaire de tout l'édifice.

Cependant, soigner coûte cher, et les ressources nationales demeurent limitées. Le pays n'est toujours pas aligné avec les recommandations formulées à Abuja en 2001, et une corruption maladive gangrène nos institutions. Il faut donc faire des choix. Dans cette perspective contrainte, la prise en charge du risque sanitaire doit prioritairement être dirigée vers la population autochtone, afin de pouvoir garantir à chacun des soins de qualité, dans un système plus proche de l'équilibre, capable de se pérenniser.

Cela n'exclut pas l'intégration des étrangers actifs dans le dispositif. Elle pourrait se faire sur la base d'une participation financière spécifique, légèrement supérieure à celle consentie par l'Ivoirien de naissance, et donnant droit au statut de « résident fiscal et sanitaire ». Pour les travailleurs étrangers du secteur formel, cette contribution pourrait être obligatoire, avec prélèvement à la source.

Pour les étrangers du secteur informel, ainsi que pour les personnes indigentes ou en situation de handicap, l'adhésion relèverait du volontariat, en raison de la difficulté actuelle à capter cette population.

Une distinction s'impose alors :

Concernant le secteur informel, des cotisations forfaitaires pourraient être instaurées, adaptées aux revenus, et semblables aux contributions du secteur formel.

Concernant les indigents et les personnes en situation de handicap, l'intégration au système d'offre publique de soins accessible à tout résident, en règle sur le territoire ivoirien, s'imposerait. Ce dispositif serait en partie financé par les cotisations des travailleurs actifs.

Concernant les étrangers en situation irrégulière, leur sort devrait être discuté de manière collégiale entre les ministères compétents, dans une logique de mutualisation des efforts au service d'une ambition : bâtir une santé africaine effective. À l'image de la libre circulation des biens et des personnes, ce projet pourrait inclure un mécanisme de subvention direct par le gouvernement-ami de ses citoyens présents sur notre sol. Les situations d'urgence ne devraient pas prêter à débat : les soins de base doivent être assurés à tous, sans distinction. En revanche, les pathologies chroniques et interventions sanitaires lourdes, qui pourraient faire peser un poids significatif sur le système, ne seraient prises en charge, qu'après accord du gouvernement partenaire.

De grands efforts devront être consentis en matière de digitalisation de la santé, d'interconnexion administrative, et surtout, de diplomatie sanitaire, afin de faire naître ce projet commun, à la fois pragmatique et solidaire, d'une santé africaine partagée.

b. Le financement de la santé : Intérêt du financement innovant

L'OMS rapportait, en 2010, quatre stratégies, pouvant être envisagées, pour s'engager sur le « chemin menant à Couverture Sanitaire Universelle »[59] : l'amélioration du système de taxation, la priorisation de la santé à l'échelle budgétaire, la recherche de méthodes de financement innovantes, et l'accroissement du recours à l'aide au développement, pour la santé. Le respect des recommandations d'Abuja est considéré, comme un préalable à la discussion à venir, et l'engagement pris par le gouvernement en faveur d'une augmentation progressive du budget de la santé est encourageant, quand bien même les annonces, réalisées en augmentation nominale pour des raisons évidentes de « paraître plus beau qu'on ne l'est », sont supérieures à l'évaluation en valeur réelle, après indexation à l'inflation, qui représente la véritable donnée à considérer.

Dans une étude publiée dans le Lancet en 2015[60] et basée sur l'analyse de 89 Pays à Revenus Faible à Modéré, une forte corrélation a été mise en évidence, entre les revenus générés par la taxe et l'augmentation des dépenses de santé par les gouvernements. Il a également été démontré que l'augmentation des investissements en santé consécutive à

---

[59] WHO. Health Systems Financing: *The Path to Universal Coverage. Health Systems Financing: The Path to Universal Coverage*. World Health Organization; Geneva: 2010.

[60] Reeves A. et al. *Financing Universal Health Coverage-effects of alternative tax structures on public health systems: cross-national modelling in 89 low-income and middle-income countries*. Lancet. 2015 May, 386(9990), p274-280

la croissance globale du Produit Intérieur Brut (PIB) par habitant était essentiellement médiée par le système de taxation.

En Côte d'Ivoire, le ratio impôts/PIB était de 13,9% en 2021[61]. La taxe sur la valeur ajoutée (TVA) et les autres impôts sur les biens et services autres que la TVA représentaient plus de 60% de l'édifice fiscal, là où l'impôt sur les personnes physiques n'en représentait qu'une part infime. L'introduction de nouvelles taxes, ainsi qu'un resserrement de la politique fiscale, vis-à-vis des personnes physiques, permettrait de générer un apport significatif, en vue de l'édification d'une offre publique de soins adaptée.

Il convient toutefois de veiller à ne pas faire peser un poids trop lourd sur les populations pauvres au moyen de taxes dégressives — ces taxes amputant une plus grande part des revenus des plus modestes. On peut citer, par exemple, une taxe élevée sur des produits de première nécessité, qui grèverait proportionnellement davantage les faibles revenus que ceux des plus aisés.

La Diaspora ivoirienne doit également être appelée à participer à l'effort national, par l'institution d'une taxe sur la nationalité, quand bien même les difficultés de recouvrement pourraient constituer un écueil à l'application effective de cette décision.

La mise en place d'un Compte Épargne Santé, qui pourrait s'inspirer du *Medisave* singapourien, représenterait par ailleurs un axe de réflexion innovant. Ce système serait fondé sur une évaluation. se rapprochant du BHS, prenant en considération les pathologies prévalentes en Côte d'Ivoire. Un caractère obligatoire y serait affilié. Les fonds seraient placés sous la responsabilité d'une banque

---

[61] *OECD/ATAF/AUC (2023), Revenue Statistics in Africa 2023,* OECD Publishing, Paris.

ivoirienne — nationalisée au besoin — et le dispositif fonctionnerait comme un livret d'épargne, faiblement rémunéré annuellement (facteur attractif pour toute personne censée), afin de fournir à la banque des possibilités d'exploitation financière.

Le compte pourrait fonctionner sur le même mode que le *Medisave*. Le surplus accumulé au-delà du BHS serait automatiquement adressé vers un compte national sanitaire, fonctionnant à l'instar d'un compte épargne retraite, mais accessible à l'État, pour la réalisation d'infrastructures sanitaires d'intérêt général.

c. Remise en question du principe d'universalité, tel que conçu par le projet CMU

La classique distinction, entre les modèles bismarckiens et beveridgiens, tend à devenir obsolète, avec une évolution de plus en plus marquée, vers des systèmes mixtes, alliant assurance et assistance. L'application du principe de couverture à l'échelle de la population reste cependant extrêmement variable, et notre analyse a montré que, la notion même de Couverture Maladie Universelle a été interprétée et exécutée de manière très hétérogène, en Afrique de l'Ouest. Le projet de CMU, tel que conçu par la Côte d'Ivoire, résiste difficilement à l'analyse en quatre branches, telle que proposée par l'OCDE, et quand bien même une indépendance serait prônée vis-à-vis des bailleurs, il convient d'avoir l'honnêteté intellectuelle de reconnaître la faille, lorsqu'on la voit. Les propositions, qui suivent, sont le fruit de ma propre réflexion et de recherches cumulées.

- Création d'un système d'offre publique de soins de base, prenant en charge dans leur intégralité (sans ticket modérateur) les pathologies principales et autres fléaux, touchant la population ivoirienne.

L'offre de soins privée serait possible pour les cliniques conventionnées, acceptant d'appliquer les tarifs publics, en échange d'incitations fiscales. Cette offre serait financée par un impôt spécifique (correspondant à un pourcentage du salaire de tout résident ivoirien sans plafond, un taux spécifique pourrait être affecté aux personnes étrangères), ainsi que par le biais de taxes et autres montages financiers. Elle serait accessible à toute personne résidente sur le territoire, affiliée au système de santé (et de facto, par le biais de l'impôt, de la cotisation ou de la taxe sur sa seule consommation). Ce socle commun garantirait un accès équitable aux soins essentiels, sans discrimination de statut ou de condition.

Les hôpitaux ne doivent cependant pas être totalement isolés, et une logique de marché doit être maintenue sous peine d'exposer ces derniers à la léthargie et à des fonctionnements sous-optimaux. La Stratégie Nationale de Financement basée sur la Performance (SNFBP) est un mode d'intéressement, pouvant amener les hôpitaux à conserver des objectifs de performance chiffrée ; des contrôles fréquents doivent maintenir une pression constante et les manquements doivent être punis avec la plus grande sévérité. Dans cette perspective, l'intégration d'une logique de « Value-Based Healthcare » (système de santé fondé sur la valeur) apparaît, comme une voie prometteuse. Il ne s'agit plus simplement de financer des actes ou des structures, mais de récompenser les résultats de santé tangibles obtenus pour les patients. L'objectif devient alors double : améliorer les indicateurs de santé, tout en optimisant les ressources publiques. Cette approche recentre le système sur l'essentiel — le patient — en valorisant la pertinence des soins, la qualité des prestations et l'efficience globale.

Les établissements seraient ainsi évalués non plus uniquement sur le volume d'activité, mais sur l'impact réel de leurs actions : taux de réadmission, satisfaction des patients, suivi des maladies chroniques, ou encore prévention des complications.

Ces indicateurs orienteraient à terme les financements, avec des bonus accordés aux structures les plus performantes, et des sanctions pour les établissements ne respectant pas les standards de qualité. Il ne s'agit pas d'instaurer une logique punitive, mais de responsabiliser les acteurs autour d'un pacte de confiance et d'excellence.

Cette démarche, encore peu appliquée en Afrique francophone, pourrait faire de la Côte d'Ivoire un précurseur en matière de pilotage sanitaire intelligent. Elle exige toutefois une capacité de collecte et d'analyse de données robustes, d'où la nécessité de renforcer les systèmes d'information hospitaliers et la culture de l'évaluation.

L'intégration de cette logique de "Value-Based Healthcare" permettrait d'allier pertinence des soins, qualité des prestations, et gouvernance centrée sur le patient, restauré dans sa dignité.

- Création d'une offre « complémentaire publique » gérée par l'organisme régulateur, accessible aux personnes les plus modestes. La prime de complémentaire serait modulable en fonction des revenus perçus et pourrait être couverte par le biais du compte épargne santé. Elle serait plafonnée et permettrait l'extension du panier de soins initial. Les fonctionnaires pourraient conserver leur offre mutualiste (MUGEFCI). Une offre complémentaire publique permettrait à une partie significative de la population d'accéder à des soins de qualité, sans risquer des dépenses catastrophiques. Cette dernière devrait être offerte aux personnes indigentes dans un objectif d'assistance. La définition de l'indigent pourrait se baser sur les recommandations de l'OMS en matière de dépenses annuelles en santé dans les Pays à Revenus Intermédiaires : si les dépenses de santé dépassent le seuil de « dépenses catastrophiques », la personne serait automatiquement intégrée au Régime d'Assistance.

- Les assurances privées et autres mutuelles pourraient continuer à fournir leur offre de soins, notamment pour les soins de confort et autres traitements onéreux ne représentant pas des problèmes de santé publique. Les personnes aisées resteraient libres d'associer à l'offre publique une couverture complémentaire privée, par exemple pour une opération de chirurgie esthétique.

- Le système de conventionnement devra être amélioré, et le tarif opposable vis-à-vis de tout acte devra être respecté aussi bien dans le public que dans les centres privés conventionnés. Les centres privés non conventionnés pourront appliquer leurs propres tarifs, le patient restant libre d'y consulter, en étant pleinement conscient de l'absence de couverture, en dehors de celle offerte par son assurance privée ou son compte épargne santé.

- Une politique coercitive doit être menée, pour contrôler l'expansion anarchique de l'offre de soins dans le privé. L'ouverture d'un centre devra être soumise à des réglementations strictes et nécessiter une compensation financière hautement significative vis-à-vis de l'État, dans l'objectif d'obtention de la licence. La réglementation devra être rétroactive, et les centres privés devront s'y conformer sous peine de fermeture. Cette régulation permettra d'éviter une surreprésentation urbaine au détriment des zones rurales déjà oubliées.

- Un organisme central (ministériel) devra exécuter la politique gouvernementale, avec décentralisation effective et application à l'échelle du District Sanitaire. L'approche par le principe de subsidiarité pourrait permettre une politique de proximité, adaptée à la population concernée — le discours adressé à l'ouest ou au nord de la Côte d'Ivoire ne saurait être le même qu'à Abidjan ou à Bouaké —, en facilitant l'inclusion du secteur informel par le relais des mutuelles locales et des associations.

- L'accent doit être mis sur la formation médicale initiale et continue, ainsi que sur la recherche. Un service public minimum sera exigé de tout professionnel avant que ce dernier ne puisse se diriger vers le secteur privé. Cette exigence devra s'accompagner d'une revalorisation salariale conséquente, sans quoi elle risquerait d'être perçue comme une punition.

- La Médecine traditionnelle, reconnue par l'OMS, comme partie intégrante de l'arsenal thérapeutique, ne peut être laissée en marge. Quand bien même une réglementation plus avancée serait nécessaire, la Médecine traditionnelle, en tant que pilier de notre identité culturelle, doit bénéficier d'un système de conventionnement, de prise en charge et d'intégration dans le circuit sanitaire national. Elle demeure, pour une part significative de la population, la première interlocutrice en matière de santé. Sa mise en relation directe avec des ESPC permettrait d'adresser les patients vers la médecine conventionnelle si nécessaire, ou inversement, d'effectuer une désescalade vers des soins plus appropriés à la demande, à la culture ou à la pathologie du patient. Ce pont entre deux mondes n'est pas un danger mais une chance : il pourrait devenir l'un des fondements d'une médecine ivoirienne authentique et résolument humaniste.

Une proposition ambitieuse appelle son corollaire : le réalisme budgétaire. Ayant esquissé les fondations d'un modèle ivoirien de protection, fondé sur l'équité et la responsabilité collective, il convient d'aborder la tant redoutée mais incontournable question financière.

4.
Projection financière : Vers une autonomie budgétaire pérenne

a. Le tissu social ivoirien et sa morbimortalité

Publié en 2021, le Recensement Général de la Population et de l'Habitat (RGPH)[62] rapporte une population totale de 29.389.150 habitants (estimée à 31 millions en 2023), dont 22% de nationalité non ivoirienne, 47.8% de personnes de sexe féminin et plus de trois personnes sur quatre (75.6%) âgées de 35 ans ou moins. Trois personnes sur dix sont inactives et constituent la population à charge de l'État. Le taux de croissance annuel moyen de la population est de 2.9%, un-cinquième de la population est concentrée à Abidjan et son immédiate périphérie.

Le profil migratoire de 2016 attirait l'attention sur les effets néfastes d'une politique migratoire libérale, aggravés par la clandestinité et les conséquences de l'exode rural, notamment à travers une pression croissante sur les infrastructures sociales de base et une détérioration du cadre urbain, facteurs de fragilisation de la cohésion sociale par l'émergence de tensions intercommunautaires[63].

L'espérance de vie à la naissance est de 59 ans en 2022, soit deux ans de moins que la moyenne subsaharienne. Le taux de mortalité maternelle, estimé à 385 pour 100 000 grossesses en 2021, reste comparable à celui de pays disposant de ressources inférieures (Burkina Faso : 330

---

[62] Recensement Général de la Population et de l'Habitat 2021. Résultats Globaux Définitifs. Abidjan, Octobre 2022.

[63] Organisation Internationale pour les Migrations. Migration en Côte d'Ivoire : Profil national 2016.

pour 100 000)[64]. La prévalence du VIH en 2021 était de 1,9% (2,7% chez les femmes contre 1,2% chez les hommes), une personne sur quatre, ignorant son statut, et 74% des personnes infectées étant sous traitement. Le taux brut de mortalité est de 9‰, et la mortalité infanto-juvénile (décès avant cinq ans) est de 74‰.

La couverture vaccinale des enfants de moins de deux ans est de 36%, et un enfant sur quatre de moins de cinq ans est atteint de malnutrition. La prévalence territoriale du paludisme est de 37% (21,3% en milieu rural contre 50,5% en milieu urbain)[65].

Associés à la tuberculose, VIH et paludisme sont responsables de 24% des décès annuels (Figure 1).

Figure 1 : Principales causes de mortalité en Côte d'Ivoire

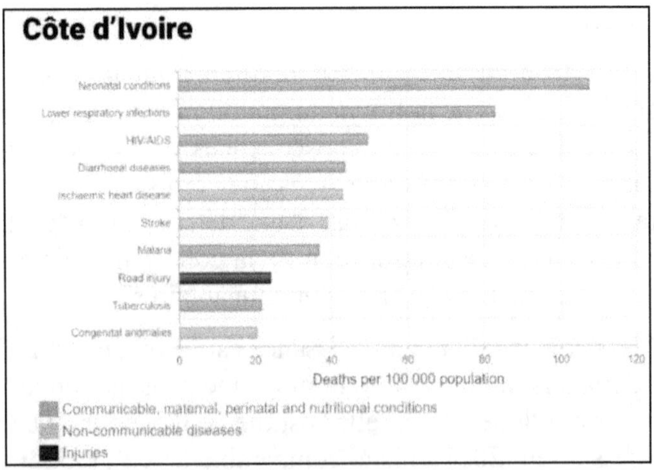

(Source : Observatoire Mondial de la Santé, OMS 2023)

---

[64] *Évolution de la mortalité infantile 2000-2017*. Genève : Organisation Mondiale de la Santé. 2019.

[65] Institut National de la Statistique. *Enquête Démographique et de Santé - Rapport des indicateurs clés*. Abidjan.2021.

Le secteur informel concentre la grande majorité de la population en âge de travailler (90% de la population) et représente 51% du Produit Intérieur Brut (PIB). Le caractère informel de ce secteur, combiné au risque de sous-utilisation de la main-d'œuvre, expose une part significative de la population au risque de pauvreté ; 41% de la population des 25-35 ans percevant une rémunération inférieure au Salaire Minimum Interprofessionnel Garanti (SMIG) de 75 000 FCFA[66].

En dehors du risque économique à l'échelle individuelle, la dépendance vis-à-vis du secteur informel présente un risque non négligeable sur le plan fiscal, compte tenu de l'absence de structure fiable sur le plan organisationnel à l'échelle territoriale. En 2002, plus de 80% des Unités de Productions Informelles (UPI) étaient inconnues de l'administration fiscale[67]. En 2023, le Directeur Général des Impôts reconnaissait la persistance de cette situation et ses conséquences péjoratives sur les capacités d'investissement du Gouvernement.

Le pays est classé 166e sur 193 pays, concernant l'Indice de Développement Humain (IDH), et plus de 35% de la population vit en dessous du seuil de pauvreté évalué à 750 FCFA[68] par jour. En comparaison, la Côte d'Ivoire était classée 120e en 1990, avec cependant un IDH faible (0,425), car inférieur au barème de 0,550. Le pays, qui est aujourd'hui dans la catégorie des IDH moyen (0,550–

---

66 Organisation Internationale pour les Migrations. *Étude Nationale du marché du travail en Côte d'Ivoire*. Genève : 2023.

67 Institut National de Statistique. *Le secteur informel dans l'agglomération d'Abidjan : Performances, Insertion, Perspectives*. Abidjan : Troisième Trimestre 2002.

68 https://www.solidarite.gouv.ci/actualite/actudetail/le-taux-de-pauvret-en-cte-d-ivoire-connait-une-baisse-se-situant-39-4-en-2018-contre-44-4-en-2015-belmonde-dogo353

0,699), présente cependant une régression relative, ayant perdu plus de 40 places au classement.

b. Approche fondée sur les besoins

À partir de l'analyse démographique et épidémiologique précédemment exposée, il devient indispensable de quantifier de manière réaliste le coût, que représenterait la garantie d'un panier de soins universel en Côte d'Ivoire. Cela nécessite un changement de perspective méthodologique : plutôt que d'adapter l'offre de soins aux ressources disponibles, il s'agit ici d'évaluer les besoins réels de la population, afin de définir une enveloppe budgétaire cible à atteindre. La présente projection repose donc sur une approche ascendante, fondée sur la stratification des besoins par population cible.

La logique adoptée ici se veut inversée par rapport aux méthodologies budgétaires classiques, qui consistent à partir des ressources disponibles, pour en déduire une offre de soins ajustée. À rebours de cette logique descendante, le raisonnement est ici normatif, fondé sur les besoins réels de santé de la population, dans une perspective d'universalité et de justice sociale.

Il s'agit d'une approche ascendante (bottom-up), structurée autour de trois étapes majeures :

1. L'identification des groupes cibles prioritaires ;
2. La quantification des besoins de soins par groupe ;
3. L'application de coûts unitaires pour estimer un panier de soins universel.

Les groupes cibles pourraient être définis par affections ou par catégories d'âge ou de statut socio-économique, avec une identification des principaux fléaux spécifiques à cette catégorie à l'échelle nationale, en tenant compte des profils épidémiologiques connus. La définition des profils pourrait inclure : les enfants de moins de cinq ans, les femmes enceintes, les personnes vivant avec le VIH, les malades chroniques (HTA, diabète), les indigents, les jeunes du secteur informel…

Les besoins annuels par groupe seraient ensuite modélisés (par exemple : 4 à 5 contacts médicaux pour un enfant, 4 CPN + accouchement par femme enceinte, suivi et ARV pour les patients VIH, etc.). Le coût unitaire par acte est appliqué pour établir le coût brut agrégé. Les soins MCO (Médecine, Chirurgie, Obstétrique) sont intégrés à cette approche, en s'appuyant sur les ratios d'hospitalisation rapportés par l'OMS et les coûts moyens nationaux.

Une fraction estimée de 25% des coûts serait réservée à la composante infrastructurelle (réhabilitation, maintenance, équipements, systèmes d'information hospitaliers, régulation).

Ce ratio, bien qu'ambitieux dans un contexte budgétairement contraint, semble en réalité inférieur aux standards observés dans plusieurs pays à revenu intermédiaire.

Au Rwanda, par exemple, la part allouée à l'infrastructure dans les premières années post-crise dépassait 35 à 40%, tout comme en Thaïlande lors du déploiement de la CMU en 2002.

Au Ghana, elle se situait autour de 30% au lancement du NHIS. Même à Singapour, cité-État à forte gouvernance, la part d'investissement en capital atteignait près de 50% dans les années 1980, avant de se stabiliser autour de 15% après saturation des besoins.

Ainsi, dans un contexte ivoirien où, le réseau sanitaire est inégalement réparti, vétuste, peu digitalisé et encore très dépendant de financements extérieurs, il serait plus réaliste de situer cette fraction entre 30% et 35% du budget projeté sur une période de montée en charge de 5 à 10 ans. Cette majoration vise à sécuriser les investissements nécessaires, pour redresser les inégalités d'accès et moderniser durablement l'appareil de soins.

Le total obtenu permet de fixer une enveloppe annuelle cible de financement des soins universels en Côte d'Ivoire, avec un ajustement pour la croissance démographique (2,9%/an), l'inflation médicale (3–5%/an), et une marge de réserve pour la résilience aux chocs externes. En effet, le budget pourrait être majoré de 25%, afin d'anticiper les aléas liés aux imprévus macroéconomiques, aux épidémies, ou aux crises géopolitiques régionales.

c. Approche normative : Référence OMS et engagement d'Abuja

Pour compléter l'estimation fondée sur les besoins, une approche normative peut servir de repère stratégique, pour encadrer les ambitions d'une politique de CMU. Deux références internationales structurent cette approche : la recommandation de l'Organisation Mondiale de la Santé (OMS) sur les dépenses de santé minimales par habitant, et l'engagement pris par les États africains dans le cadre de la Déclaration d'Abuja de 2001.

L'OMS fixe à 86 dollars US par habitant et par an le seuil minimum de dépenses de santé, permettant de garantir un paquet de soins essentiels dans les Pays à Revenu Faible ou Intermédiaire[69]. En projetant ce chiffre sur la population ivoirienne estimée à 31 millions d'habitants, on obtient un total d'environ 2 666 millions de dollars, soit environ 1 600 milliards de francs CFA. Ce montant constitue un plancher internationalement reconnu, en dessous duquel, il devient illusoire de prétendre à une prise en charge complète et de qualité, pour l'ensemble de la population.

---

[69] World Health Organization, *Public financing for Health in Africa: from Abuja to the SDGs*, WHO, 2021.

De leur côté, les États africains réunis à Abuja en 2001 ont pris l'engagement politique de consacrer au moins 15% de leur budget national à la santé. En se fondant sur le projet de budget 2025 de l'État ivoirien, fixé à 15 339 milliards de francs CFA[70], selon les projections gouvernementales, cet engagement représenterait environ 2 300 milliards de francs CFA, à affecter chaque année au secteur sanitaire. Il s'agit là d'un objectif politique ambitieux, mais atteignable, servant de borne haute, pour les projections financières nationales.

Ce croisement méthodologique entre la norme OMS, l'engagement d'Abuja et la projection fondée sur les besoins permet de tracer un corridor de faisabilité. Il ancre l'estimation nationale dans une double légitimité, à la fois empirique et normative, et fournit une base solide pour articuler une politique de santé ambitieuse et souveraine.

Le budget 2025 du ministère de la Santé en Côte d'Ivoire est fixé à 747,8 milliards de francs CFA en valeur nominale, soit une progression de 22,5% par rapport à l'année précédente, selon les documents gouvernementaux. Cependant, pour mesurer le pouvoir d'achat de cette enveloppe, il convient de corriger ce montant des effets de l'inflation annuelle (estimée à 4,5%) et de la croissance démographique (2,9%). En tenant compte de ces paramètres, le budget réel pour 2025 s'élève à environ 696 milliards de FCFA, chiffre qui donne une vision plus fidèle de la capacité réelle d'intervention du ministère.

En partant du budget réel de 696 milliards FCFA, une croissance annuelle de 20% en valeur réelle permettrait de projeter :

---

[70] Ministère du Budget et du Portefeuille de l'État, *Projet de loi de finances pour l'année 2025*, République de Côte d'Ivoire, 2024.

- L’atteinte du seuil OMS (1 600 milliards) en 5 ans ;
- L’atteinte de l’objectif d’Abuja (2 300 milliards) en 7 ans.

Cette trajectoire budgétaire, bien qu’ambitieuse, reste techniquement et politiquement est faisable, à condition d’un engagement politique clair et d’une gestion rigoureuse des ressources disponibles.

d. Cohérence, excès assumé et marge de résilience

L’utilisation conjointe de ces deux approches, l’une fondée sur les besoins spécifiques de la population, l’autre sur une norme internationale consolidée, permet d’obtenir une estimation robuste et crédible des coûts liés à la mise en œuvre d’un système de Couverture Sanitaire Universelle réellement fonctionnel.

La méthode ascendante permet une adaptation fine aux réalités du terrain, tandis que la méthode OMS fixe un horizon cible, à ne pas perdre de vue. Dans les deux cas, les estimations privilégient une couverture par prudence, fondée sur des hypothèses majorantes plutôt que par défaut, dans un contexte où, les retards accumulés en matière de santé publique nécessitent un rattrapage massif et urgent. Le chapitre suivant portera sur la structuration des sources de financement adaptées à ces besoins estimés.

5.
Structuration du financement : Vers un modèle fiscal de souveraineté sanitaire

La mise en œuvre d'une couverture maladie universelle réellement inclusive en Côte d'Ivoire ne peut résolument s'appuyer sur un modèle contributif classique. Dans un pays où près de 90% de la population active relève du secteur informel, où les revenus sont instables, peu traçables, et où les structures de recouvrement sont encore faibles, toute tentative d'imposer des cotisations sociales obligatoires se heurte à une réalité économique, sociale et sociétale incompatible avec ce type de mécanisme.

Face à cette impasse, le choix ici défendu est celui d'un financement entièrement public, reposant sur les recettes fiscales nationales et sur des mécanismes solidaires indirects, conçus pour mobiliser la population sans formalisation administrative ni exclusion de fait. Ce modèle rompt avec la logique assurantielle individuelle, pour lui préférer une approche universelle, fondée sur la responsabilité de l'État et sur une solidarité équitablement répartie.

Un premier levier réside dans le budget de l'État. Il s'agit de porter à 15% la part du budget national consacrée à la santé, conformément à l'engagement pris par la Côte d'Ivoire, lors du sommet d'Abuja en 2001.

En 2023, ce ratio s'élevait à seulement 7,3%. Pour atteindre la cible d'environ 1 500 à 1 600 milliards de francs CFA nécessaires chaque année, un doublement de l'effort budgétaire est requis.

Mais cet effort ne peut reposer uniquement sur une réaffectation interne des crédits existants. Il suppose un renforcement profond de l'administration fiscale, aujourd'hui encore, inégalement déployée sur le territoire avec des moyens techniques et humains limités. Des investissements massifs doivent être consentis, pour élargir l'assiette fiscale, sécuriser la collecte et intégrer davantage l'économie informelle, dans les circuits formels. À cela, s'ajoute une exigence politique majeure : la lutte sans relâche contre la corruption.

Qu'il s'agisse des détournements de fonds, des circuits opaques de passation de marchés ou des fraudes fiscales chroniques. Cette bataille ne pourra être gagnée qu'au prix d'un changement culturel fondamental, où l'impôt cesse d'être perçu, comme une contrainte et devient un outil de progrès collectif et de justice redistributive.

La Côte d'Ivoire affiche aujourd'hui un ratio d'endettement public, approchant 60% du Produit Intérieur Brut, une situation considérée comme à risque modéré de surendettement, selon les évaluations conjointes du FMI et de l'Agence Fitch[71]. Ce niveau, bien qu'encore maîtrisé, se situe au voisinage du seuil critique de 55% de la valeur actuelle nette fixé dans les scénarios de référence du FMI[72].

La dette publique ivoirienne demeure néanmoins soutenable, dans un contexte de croissance annuelle comprise entre 6 et 7%, d'inflation contenue par l'ancrage du franc CFA, et d'un service de la dette représentant moins de 15% des recettes fiscales[73] . En parallèle, la stratégie de refinancement engagée depuis fin 2024, via le rachat de titres onéreux au profit d'emprunts à long terme à taux plus

---

[71] Credendo, *Côte d'Ivoire – Strong prospects amid global challenges*, 2024.

[72] Fonds Monétaire International, *Republic of Côte d'Ivoire – Staff Report for the 2024 Article IV Consultation*, 2024.

[73] Credendo, *Côte d'Ivoire – Strong prospects amid global challenges*, 2024.

bas, notamment appuyés par des garanties multilatérales, contribue à alléger la charge budgétaire immédiate[74].

Dans cette perspective, un recours ciblé et mesuré à l'endettement pour financer l'établissement d'un système de santé universel et résilient apparaît comme une option stratégique. Il permettrait de dépasser temporairement les limites imposées par l'impôt classique ou les micro-mécanismes innovants, sans remettre en cause les équilibres macroéconomiques, à condition que ce recours reste temporaire, plafonné, suivi et encadré.

L'écart entre la dette actuelle et le plafond de soutenabilité théorique peut constituer une marge de manœuvre utile pour amorcer l'investissement initial dans les infrastructures sanitaires ou pour abonder le Fonds National de Solidarité Sanitaire. Une séparation claire entre dette d'investissement (financement exceptionnel) et fiscalité de fonctionnement (financement récurrent) garantirait à la fois transparence, légitimité et viabilité budgétaire à long terme.

Face aux limites structurelles de l'impôt classique et de l'endettement, une fiscalité innovante constitue un second levier essentiel. Plutôt que de créer de nouveaux impôts directs, il s'agit de concevoir des micro-prélèvements automatiques appliqués aux flux économiques du quotidien. Cette logique donne naissance à une politique innovante baptisée ***Mon moro pour la santé***, fondée sur le principe selon lequel chaque citoyen peut participer à l'effort national de solidarité sanitaire par le biais de ses habitudes de consommation. Le slogan est délibérément simple et rassembleur, car appelant à un langage simple et familier (*Moro* signifiant communément 5 F CFA en Nouchi – Argot ivoirien) tout en mettant le caractère

---

[74] Financial Times, *Ivory Coast plans Eurobond buyback to ease cost of debt service*, 2024.

modeste de l'effort à fournir ainsi que son intégration dans l'intérêt commun.

Plus que jamais, le « *Nous* » doit être mis en avant. Le Système de Santé doit être perçu comme n'étant pas l'affaire d'un parti politique ou d'une promesse de campagne ; il fait partie intégrante de notre définition en tant que nation en devenir. L'espoir que pourra porter une protection sociale qui est l'affaire de tout ivoirien quel qu'ait été son origine sociale ou son appartenance politico-ethnique est un élément unificateur dans un but commun.

Ce *Moro* peut être modulé selon les secteurs et les capacités de contribution : une contribution symbolique de 5 francs CFA sur chaque trajet urbain via les plateformes comme Yango ou les taxis-compteurs, une taxe de 2,5% sur les billets d'avion, un prélèvement de 5 à 10 francs sur chaque passage de péage, une taxe de solidarité sur les transferts d'argent entrants de la diaspora, une ponction sur les transactions électroniques ou encore des prélèvements ciblés sur les produits de luxe, les boissons sucrées ou les téléphones haut de gamme.

Chaque geste isolé paraît anodin, mais l'effet cumulatif est considérable. Une combinaison de ces prélèvements pourrait générer entre 150 et 250 milliards de francs CFA par an affecté de manière transparente vers un Fonds national de solidarité sanitaire destinataire spécifiquement fléché afin de consolider la confiance que le citoyen placera en cette politique. Ce modèle est indolore, difficilement contournable, et socialement légitime.

Mon moro pour la santé n'est pas une simple mécanique fiscale. C'est une philosophie politique. Elle peut être adaptée, modulée, étendue progressivement à tous les secteurs qui rythment la vie économique et sociale ivoirienne : transports, consommation, téléphonie, loisirs. C'est enfin un modèle profondément équitable. Parce qu'il ne dépend ni du statut professionnel ni du revenu déclaré, il permet à tout individu de contribuer, sans formulaire, sans stigmatisation, sans exclusion. L'étudiant qui recharge son téléphone, le commerçant qui utilise un trajet digitalisé, le cadre qui réserve un billet d'avion ou le retraité qui paie un péage participent tous, à leur manière, à la construction d'un droit collectif à la santé.

Il convient cependant de bien en définir les limites car la tentation de l'extension tous azimuts peut être grande une fois que sera perçue le merveilleux potentiel cumulatif de la somme des petits efforts. La politique doit ainsi être bornée et ne pas être étendue aux produits dits « commodités » ou « biens de première nécessité », compte tenu du pernicieux effet régressif de ces taxes, qui exposeraient les plus pauvres à des situations de fragilité et d'arbitrage contraints.

Ce dispositif innovant, adossé à un budget public renforcé, constitue l'ossature d'un modèle ivoirien de souveraineté sanitaire. Une CMU financée sans cotisations obligatoires, sans exclusion numérique ou fiscale, et capable de garantir à chaque citoyen un droit effectif à la santé.

6.
Conscience, culture et responsabilisation : L'autre pilier oublié

L'objectif de promouvoir des soins de santé de qualité ne doit pas laisser de côté la responsabilité individuelle. Il convient de porter une attention toute particulière à la prévention. Tout un chacun doit conserver à l'esprit qu'il est le premier responsable de son bien-être. Le seul moyen d'éviter à 100% la contamination par le VIH est l'abstention sexuelle, ce message aussi trivial, qu'il puisse être, et difficilement réalisable, n'est pas souvent entendu. La perception du prix à payer est sujette à la notion d'incohérence temporelle empruntée à la psychologie. On laisse au futur la charge de la réflexion (et éventuellement du prix à payer), alors que le présent est plus sujet à l'impulsivité. L'On est plus enclin à accepter une satisfaction immédiate, plutôt qu'à subir une frustration immédiate, en vue d'un bénéfice différé.

On dit dans les rues d'Abidjan que « en même temps est mieux », « faut finir avec moi en même temps » ou encore que « tout près n'est pas loin ». Ces expressions sont rentrées dans le langage quotidien et illustrent parfaitement la notion d'incohérence temporelle. Il y a certainement à l'œuvre des influences historiques, sociales et culturelles qui obèrent les chances de réussite des messages de prévention.

En dehors de la prévention, un changement de paradigme, vis-à-vis de la santé et du système de santé, est nécessaire. Les Ivoiriens ont très peu confiance en le système du fait des manquements multiples, ainsi que des drames qui se sont joués entre les murs des hôpitaux, drames en partie liés au manque de qualification, en termes de formation initiale et continue, à l'absentéisme et l'absence de conscience professionnelle. Les autorités, garantes de la sécurité et du bien-être de nos citoyens, dépensent des sommes astronomiques, pour bénéficier des soins de santé dans les établissements de renom, essentiellement en Europe et en Amérique. Les établissements locaux sont fréquentés par les gens ordinaires, dans l'incapacité de faire affréter un avion aux frais du contribuable ; là encore *le pauvre a tort.*

C'est dans ces établissements, que des décès sont survenus après de simples chirurgies, des médecins improvisés sans qualification, exerçant en parfaite illégalité auprès de populations peu informées, des paralysies après de simples injections supposées intra-musculaires dans la fesse… les exemples sont légion.

Je rapporte ici l'histoire de ma petite cousine, dont le souvenir repose aujourd'hui enseveli dans une brousse quelconque sans sépulture, décédée dans un hôpital, que l'on ne nommera pas, dans un service d'urgence sans médecin de garde, car ce dernier était absent (pour potentiellement effectuer des gardes dans le privé - cas très fréquent). Il faut renouer le contrat de confiance et faire prendre conscience de la responsabilité de tout un chacun, dans l'usage des soins, sans pour autant induire une contraction de la demande justifiée. Replacer l'individu d'abord et le patient ensuite, restauré et justifié dans ses droits, au centre d'un système qualitatif et conscient de la place, qu'il occupe dans le développement national, qui renouerait avec ses missions premières, afin de donner à chaque ivoirien la dignité de vivre et de mourir.

CONCLUSION

L'Histoire du Système de Santé Ivoirien est celle de la tentative d'une omniprésence de l'État-providence, qui a très tôt été confrontée à ses limites, dans un monde en constante transformation et où, les alliances comme les ruptures se forment et se défont, comme des mirages en plein désert - ou par la découverte d'un puits de pétrole.

La décision de la continuité, plutôt que la rupture, a mené à une forme de mise sous tutelle, d'une part de notre politique nationale. Les crises successives, combinées à l'avènement du néolibéralisme, ont trouvé leur traduction pour les pays de l'ex-giron colonial, dans les stratégies d'Ajustement Structurel et Monétaire. Ces dernières ont transformé la santé, en un bien de commodité, qui devait, comme tout autre élément, être soumis à la loi du marché.

Le retentissement péjoratif sur la santé des populations s'est matérialisé, pour les populations ivoiriennes, par la régression d'indicateurs, tels que l'espérance de vie entre les années 80 et 90. Aussi, le monolithisme idéologique, qui a prévalu à l'échelle internationale, a imposé des adaptations brutales à des systèmes, qui n'eurent nullement le temps de se développer par leurs propres crises internes et sans prise en considération sérieuse des spécificités nationales.

Les années 2000 seront marquées par la poursuite des initiatives internationales et le développement des OMD. La Couverture Sanitaire Universelle apparaîtra comme un nouvel objectif, qui sera repris en chœur par les pays destinataires, qui ont eu toutefois à charge, d'adapter le projet à leurs réalités.

La Côte d'Ivoire a fait le choix d'un système bicéphale avec deux régimes :

- Général de base contributif,
- Et assistance médicale non contributif.

Les conditions d'affiliation à ces différents régimes semblent porter en elles-mêmes les éléments du non-respect d'une forme d'égalité entre les populations. Or la santé, en démocratie, ne devrait jamais être indexée sur le statut social ou la solvabilité d'un individu. Les grandes insuffisances en matière d'offre de soins font craindre une inefficacité des mesures prises ; la possibilité théorique de se faire soigner ne pourra être retranscrite en pratique, que si les infrastructures sont suffisamment développées, entretenues et équitablement réparties.

La poursuite de l'analyse suivant les recommandations de l'OCDE a mis en évidence les failles du système - des failles reconnues au sein des acteurs institutionnels du secteur. Le financement est aussi soumis à questionnement en ce sens qu'il ne résulte pas d'une réelle étude théorique, mais d'une promesse de campagne (Campagne Présidentielle d'Alassane OUATTARA pour l'Élection d'Octobre 2010).

Au questionnement de la pertinence de la couverture doit être associé le constat d'une défiance populaire persistante, traduite par la faible adhésion, ayant contraint les pouvoirs publics à l'institution d'une obligation d'enrôlement par décret.

En dehors de la remise en question première de la constante affiliation du système de santé ivoirien au système français - à tort ou à raison - notre analyse a proposé la mise en place d'un système national de santé dominant, offrant un panier de soins à toute la population avec un accent porté sur la prévention en santé. Dans ce dernier cependant, la problématique des pathologies lourdes et leur intégration au panier de soins seront un point de tension majeur dans la balance décisionnelle et l'assiette budgétaire. Ce système pourrait être associé à une complémentaire, pour des populations, répondant à des critères stricts, afin de protéger une partie de la population des dépenses catastrophiques. Un système assurantiel privé, accessible aux populations plus aisées, pourrait prendre en charge les dépenses de santé ne représentant pas un problème de santé publique.

Ce « système intégré national » pourrait être soutenu par des financements innovants, reposant essentiellement sur l'aménagement du système de taxation, l'implication des grandes sociétés et les partenariats publics-privés. Ce système représente, à mon sens, l'option la plus juste visant à garantir l'équité entre les citoyens, tout en protégeant les plus faibles. Le système assurantiel, tel que conçu et mis en œuvre, n'est pas en mesure d'offrir les garanties nécessaires à une population, dont plus du tiers vit en dessous du seuil de pauvreté et employée, pour sa grande majorité, par le secteur informel, dont la fragilité et l'incertitude qu'il laisse planer quant à l'employabilité, sont reconnues de tous.

Les données concernant l'activité de l'IPS-CNAM - données de base, devant constituer une information à disposition de tout citoyen, publique et vérifiable - n'ont été accessibles qu'après de multiples relances auprès de l'institution. En effet, pour un projet censé incarner en partie la vision du Président de la République et sa conception de « l'Ivoirien Nouveau », une opacité inquiétante règne en permanence autour de la gestion de la CMU et les accusations de « potentielle caisse noire » ne pourront pas être réfutées, tant que l'ombre est préférée à la transparence. Ce n'est pas la critique, qui fragilise un système. *C'est l'opacité*. Il n'y a rien à cacher, quand on agit pour l'intérêt général. Et l'intérêt général ne devrait jamais avoir à souffrir de l'ambition d'un homme ou d'un groupe. Notre santé ne peut plus être l'otage d'un régime. Elle doit devenir l'œuvre d'un peuple.

De ma brève expérience sur le terrain, j'ai pu, moi-même, constater la systématique attitude de prudence et de méfiance, qui a été adoptée, dès que je mentionnais mon souhait d'enquêter sur le dispositif de CMU. Dans les bureaux de la CNAM, un discours quasi propagandiste m'a été servi, avant que me soit refusé l'accès à tout document rapportant les activités de l'organisme. Une attitude similaire a été adoptée, lorsque j'ai formulé la requête au niveau du CHU de Treichville.

L'avérée faiblesse de notre administration – digitale, logistique et managériale - en matière de production et d'accessibilité des données constitue certainement l'un des éléments majeurs, qui entraîne la perpétuation d'une certaine incapacité. Les données, concernant l'activité de la CNAM, devraient être accessibles en quelques clics, pour faire prendre conscience du travail abattu derrière le discours de façade ; mais il n'en est rien. La seule donnée, accessible sur le site de l'institut, est le nombre d'enrôlés, quand on sait, qu'environ 30% des enrôlés auraient reçu leurs cartes (avec des délais variés). Aussi, le fait de recevoir la carte ne garantit pas la cotisation, comme il m'a été rapporté par certains usagers.

Le système, en réalité, est obsolète et n'est pas en mesure de garantir, à ce jour, une couverture effective contre le risque maladie à la population. Les pouvoirs publics n'ont pas réussi à obtenir l'adhésion de la population en dehors des insuffisances inhérentes à la conception du projet et à notre offre de soins. Il est de notoriété publique que dans le système hospitalier public à ce jour, un patient devant subir une intervention chirurgicale paye ne serait-ce que pour les gants du chirurgien et les compresses, qui doivent être utilisées lors de cette dernière.

Il est impératif, que le débat public soit ouvert sur la conception du système de la santé en Côte d'Ivoire, et que cette dernière cesse d'être la chasse gardée d'une équipe gouvernementale. Les questions de santé devraient être conçues sur le long terme en dehors de toute disposition partisane, tribale et d'autres considérations négligeables, qui ne devraient jamais entrer en ligne de mire. La santé n'est pas un privilège ; c'est un socle, condition sine qua none de toute ambition de liberté.

L'exemple de la vision, exposée par le Gouvernement de Singapour en 1993, devrait inspirer les élites temporaires de nos états, à concevoir une vision propre, respectueuse des réalités de notre pays, de ses traditions et de son histoire, afin de pouvoir regarder plus sereinement vers le futur, dégager une tendance globale en laquelle, nous pourrions tous nous identifier, quelle que puisse être la nature de notre carte d'adhésion au parti, ou le nom figurant sur la carte nationale d'identité. Nous devons, nous aussi, concevoir un modèle souverain, ivoirien, résilient. Un modèle enraciné dans notre Histoire, notre culture, notre démographie… Un modèle que nous pourrions enfin appeler nôtre. Un système qui ne promet pas seulement de soigner, mais de respecter la dignité de chaque Ivoirien — celle de vivre et de mourir en paix, sans mendier, sans supplier, sans avoir à vendre sa terre ou son silence. Un système qui affirme que le progrès ne commence ni par une loi ni par une carte, mais par la conscience collective ; qu'aucune nation ne se construit sur la douleur tue de ses citoyens les plus faibles.

Ce livre s'achève, mais la réflexion ne fait que commencer. Le chantier est immense. Il faudra du temps, du courage, de la foi. Il faudra des techniciens, des juristes, des médecins, des économistes — et surtout, des citoyens prêts à construire ce que d'autres ont renoncé à rêver. Un prochain ouvrage viendra prolonger ce combat : non plus seulement pour une CMU fonctionnelle, mais pour un système ivoirien souverain de santé publique, bâti sur nos forces, nos savoirs, nos convictions. Un modèle que personne ne nous prêtera, car il sera enfin le nôtre.

L'essentiel des données et considérations avancées dans ce travail reposent sur des entretiens et des opinions exprimées sur le supposé équilibre ou déséquilibre financier de l'institution, des populations effectivement couvertes, des populations spécifiques des deux régimes à ce jour. Les personnes interviewées dans l'enceinte du CHU de Treichville n'ont pas souhaité, que leur identité soit déclinée et leur souhait a été respecté.

SOURCES ET BIBLIOGRAPHIE

OUVRAGES

Domergue-Cloarec D. : *La santé en Côte-d'Ivoire (1905-1958). Politique française et réalités coloniales : la santé en Côte-d'Ivoire* (1905-1958) - Tome I et II. Association des publications de l'Université de Toulouse-Le Mirail, 1986.

Duruflé G. *L'ajustement structurel en Afrique (Sénégal, Côte d'Ivoire, Madagascar)*. Paris : Karthala. Les Afriques. 1988.

Grah Mel F. : *Félix Houphouët-Boigny*, Tome II : *L'épreuve du pouvoir*. Paris : Les Éditions du CERAP. Karthala. 2010.

KOUYATÉ M. : *L'hôpital public dans le système sanitaire ivoirien*, Paris, L'Harmattan, 2012.

Lachenal G. : *Le médicament qui devait sauver l'Afrique*. Paris : Les empêcheurs de tourner en rond/La découverte. 2014.

AKOI A. P. *Droit du travail et de la prévoyance sociale en Côte d'Ivoire*. Abidjan : CEDA. 1975.

DARAMY d'OXOBY J. *Les sociétés indigènes de prévoyance, secours, prêts mutuels agricoles en Afrique Occidentale Française*. Paris : Presses Alpha. 1939.

GOBBERS D. Côte d'Ivoire : *Les enjeux d'un système d'Assurance Maladie Universelle*. Adsp, Juin 2003, n°43, pp 61-66.

OHOUOCHI C. *L'Assurance maladie universelle (AMU) en Côte d'Ivoire : Enjeux, pertinence et stratégie de mise en œuvre*. Paris : L'Harmattan. 2015.

KONÉ J. *L'action humanitaire en zones rebelles en Côte d'Ivoire de 2002 à 2011*. Abidjan : L'Harmattan-Côte d'Ivoire, 2024.

Mémel-Fotê H. et al. *Les représentations de la santé et de la maladie chez les Ivoiriens*. Paris : L'Harmattan, 1998.

RAPPORTS

Organisation Internationale du Travail. Convention (n°102) concernant la sécurité sociale (norme minimum), 1952.

Convention de Yaoundé du 20 juillet 1963 : http://www.cvce.eu/obj/la_convention_de_yaounde_20_juillet_1963-fr- 52d35693-845a-49ae-b6f9-ddbc48276546.html.

Organisation Mondiale de la Santé. *Rapport sur la santé dans le monde 2013 : La recherche pour la couverture sanitaire universelle.*

Institut National de la Statistique. *Enquête Démographique et de Santé - Rapport des indicateurs-clés*. Abidjan.2021

Organisation Internationale pour les Migrations. *Étude Nationale du marché du travail en Côte d'Ivoire*. Genève : 2023.

Organisation internationale pour les Migrations. *Migration en Côte d'Ivoire : Profil national*, 2016.

Institut National de Statistique. *Le secteur informel dans l'agglomération d'Abidjan : Performances, Insertion, Perspectives*. Abidjan : Troisième Trimestre 2002.

Organisation Mondiale de la Santé. *Évolution de la mortalité infantile 2000-2017*. Genève : 2019.

Programme de développement des Nations Unies. Rapport sur le développement humain 2023/2024.

Institut National de Statistiques. *Recensement Général de la Population et de l'Habitat 2021. Résultats Globaux Définitifs*. Abidjan, Octobre 2022.

OCDE (2020), *Mobilisation des recettes fiscales pour le financement de la santé en Côte d'Ivoire*, OCDE, Paris, www.oecd.org/fr/fiscalite/politiques-fiscales/mobilisation-des-recettes-fiscales-pour-le- financement-de-la-sante-en-cote-ivoire.htm.

Ministère de la Santé, de l'Hygiène Publique et de la Couverture Maladie Universelle. *Plan national de développement sanitaire 2021-2025*. Abidjan : Décembre 2021.

Convention entre la CNAM et la MUGEFCI relative à la délégation de missions de liquidation de prestations de soins de santé dans le cadre de la généralisation des prestations de la Couverture Maladie Universelle. Abidjan, 2022.

Convention entre la CNAM et l'UNPPCI pour la distribution des médicaments de la CMU. Abidjan, 2022.

Brundtland Commission. *Notre avenir à tous : Rapport de la Commission mondiale pour l'environnement et le développement*, Nations Unies, 1987.

OCDE (2024), *Repenser l'évaluation de la performance des systèmes de santé : Un cadre renouvelé*, *Études de l'OCDE sur les politiques de santé*, Éditions OCDE, Paris, https://doi.org/10.1787/04e8cdb9-fr.

OCDE (2017), « Dépenses de santé à la charge des patients », In Health at a Glance 2017 : OECD Indicators, Éditions OCDE, Paris. DOI: https://doi.org/10.1787/health_glance-2017-26-fr.

OECD, 2014. *Guidelines for Resilience Systems Analysis: How to analyze risk and build a roadmap to resilience.*

Organisation Mondiale de la Santé. *État de la Santé dans la région africaine de l'OMS : Analyse de la situation sanitaire, des services et des systèmes de santé dans le contexte des objectifs de développement durable.* 2018, Bureau Régional pour l'Afrique. Brazzaville. Congo.

Pr N'dri Yoman T., « Comment se soigne-t-on aujourd'hui en Côte d'Ivoire », Vendredis du CERAP (Centre de Recherche et d'Action pour la Paix), 2008.

Sophie Witter et Benjamin Hunter. *Résilience des systèmes de santé pendant et après les crises - qu'est-ce que cela signifie et comment peut-elle être renforcée*, Document de synthèse. Juin 2017. Rebuild Consortium.

Credendo, Côte d'Ivoire – Strong prospects amid global challenges, 2024.

Financial Times, *Ivory Coast plans Eurobond buyback to ease cost of debt service*, 2024.

Fonds Monétaire International, *Republic of Côte d'Ivoire – Staff Report for the 2024*, Article IV Consultation, 2024

Ministère de la Santé. *Affordable Health Care: a Whitepaper*. Singapore: Octobre 1993.

Ministère du Budget et du Portefeuille de l'État, *Projet de loi de finances pour l'année 2025*, République de Côte d'Ivoire, 2024

OECD/ATAF/AUC (2023), *Revenue Statistics in Africa 2023*, OECD Publishing, Paris

World Health Organization. *Health Systems Financing: The Path to Universal Coverage*. Health Systems Financing: The Path to Universal Coverage. Geneva: 2010.

World Health Organization, *Public financing for Health in Africa: from Abuja to the SDGs*, WHO, 2021

RÉFÉRENCES LÉGISLATIVES ET RÉGLEMENTAIRES

Loi n° 54-418 du 15 avril 1954 : Extension aux territoires d'outre-mer (TOM), au Togo et au Cameroun des dispositions du Code de la Santé publique relatives à l'exercice de la pharmacie.

Loi n° 61-248 du 5 août 1961 : Accord de défense entre la République de Côte d'Ivoire et La République de France

Organisation Mondiale de la Santé. *Préambule de la constitution de l'Organisation Mondiale de la Santé*. 1948

Décret n° 2018-925 fixant les conditions et les modalités particulières d'assujettissement des personnes économiquement faibles ou démunies au RAM de la CMU du 12 décembre 2018

Décret n° 2014-395 du 25 juin 2014 portant création de l'Institution de Prévoyance Sociale dénommée « Caisse Nationale d'Assurance Maladie », en abrégé IPS-CNAM.

Décret n° 2022-753 du 28 Septembre 2022 relatif à la mise en œuvre de l'obligation d'enrôlement à la couverture maladie universelle.

Loi n°2014-131 du 24 Mars 2014 instituant la couverture maladie universelle.

Loi n°2015-536 du 20 juillet 2015 relative à l'exercice et à l'organisation de l'a médecine et de la pharmacopée traditionnelle

Décret n°2016-24 du 27 janvier 2016 portant code d'éthique et de déontologie des praticiens de médecine et pharmacopée traditionnels.

RÉFÉRENCES INTERNET

https://www.solidarite.gouv.ci/actualite/actudetail/le-taux-de-pauvret-en-cte-d-ivoire-connait-une-baisse-se-situant-39-4-en-2018-contre-44-4-en-2015-belmonde-dogo353

La qualité des dépenses publiques dans le monde. Mesure et déterminants : https://ferdi.fr/dl/df-SSRHfG4rEyjK6q3mUfhwqah2/presentation-la-qualite-des-depenses-publiques-dans-le-monde-mesure-et.pdf

Données migratoires en Afrique de l'Ouest : https://www.migrationdataportal.org/fr/regional-data-overview/western-africa#:~:text=L'Afrique%20de%20l'Ouest%20accueillait%207%2C6%20millions,(UN%20DESA%2C%202020).&text=La%20plupart%20des%20migrants%20originaires,Ouest%20restent%20dans%20la%20région.

Couverture Maladie Universelle : 2.5 millions de personnes vont bénéficier du régime d'assistance médicale. https://www.gouv.ci/_actualite-article.php?recordID=13112

Évaluation des systèmes de financement de la santé en Côte d'Ivoire. https://p4h.world/app/uploads/2023/02/Evaluation20des20systemes20de20financement20de20la20sante20HFSA2028129.x23411.pdf

https://www.cpf.gov.sg/member

ARTICLES SCIENTIFIQUES

Institute of Medicine. *America's vital interest in global health*. Washington D.C. : National Academy Press. 1997

Nauleau M. et al. *En chemin vers la couverture sanitaire universelle : Les enjeux de l'intégration des pauvres aux systèmes de santé*. Revue Tiers Monde, n°215(3), 129-148.

Ridde, V. et Girard, J. *Douze ans après l'initiative de Bamako : constats et implications politiques* pour l'équité d'accès aux services de santé des indigents africains. Santé Publique, 2004, Vol. 16(1), 37-51.

BETSI N.A. et al. *Effect of an armed conflict on human resources and health systems in Côte d'Ivoire: prevention and care for people with HIV/AIDS*, AIDS Care, Mai 2006, 18(4): pp 356-65.

TIEMBRE I. et al. *Impact du conflit armé sur le système de santé d'un district sanitaire en Côte d'Ivoire*, Med Trop, Juin 2011,71(3) : pp249-52

JUSOT F. et al. *L'accessibilité financière à la complémentaire santé en France : Les résultats de l'enquête, Budget de famille 2006*, Économie et statistique, 2011, n°450, p.29-46

KOUAME A. et al. *Analyses des inégalités de revenu en Côte d'Ivoire, Revue d'économie théorique et appliquée*, Vol 12, No 2, Déc 2022, pp 185-204.

KROA E. et al. *Analyse de la collaboration entre médecines traditionnelle et moderne dans la région du Sud Bandama (Côte d'Ivoire*). Revue CAMES-Série Pharm. Med Trad. Afr., 2014, 17(1), p 21-27.

Krub ME et al. *What is a resilient health system? Lessons from Ebola.* May 2009, Vol 385(9980), p1910-1912

Reeves A. et al. *Financing universal health coverage-effects of alternative tax structures on public health systems: cross-national modelling in 89 low-income and middle-income countries.* Lancet. 2015 May, 386(9990), p274-280

THÈSES

Bi Néatien Urbain Victorien Séri. « *Contribution à l'étude de la CMU au prisme du droit à la santé en droit social ivoirien* ». Thèse de Doctorat. Bordeaux : École Doctorale de Droit. Janvier 2024.

Zéphirin Boliga. « *Les conséquences sociales des politiques d'ajustement structurel en Côte d'Ivoire* ». Thèse de Doctorat de Sciences Économiques. Paris VII.1999.

LEXIQUE

ACMU : Agence de Couverture Maladie Universelle

ACPCI : Association des Cliniques Privées de Côte d'Ivoire

AFD : Agence Française de Développement

AME : Aide Médicale d'État

AMI : Assistance Médicale Indigène

AMU : Assurance Médicale Universelle

AOF : Afrique occidentale Française

BHS : Basic Healthcare Sum

CCEF : Caisse de Compensation des Prestations Familiales

CGRAE : Caisse Générale de Retraite des Agents de l'État

CHR : Centres Hospitaliers Régionaux

CHU : Centre Hospitalier Universitaire

CNDHCI : Conseil National des Droits de l'Homme en Côte d'Ivoire

CNO : Zone Centre-Nord-Ouest (sous contrôle des forces rebelles de 2002 à 2011)

CNPS : Caisse Nationale de Prévoyance Sociale

CMU : Couverture Maladie Universelle

CSA : Caisse Sociale Agricole

CSMBS : Civil Servant Medical Benefit Scheme

CSU : Couverture Sanitaire Universelle

DNS : Dépense Nationale de Santé

EPS : Établissement Public de Santé

ESPC : Établissements Sanitaires de Premier Contact

FIDES : Fonds d'Investissement pour le Développement Économique et Social

FMI : Fonds Monétaire International

FN/AMU : Fonds National de l'Assurance Maladie Universelle

FPM : Fonds de Prévoyance Militaire

FPPN : Fonds de Prévoyance de la Police Nationale

HG : Hôpitaux Généraux

IPS : Institut de Prévoyance Sociale

IPS-CNAM : Institut de Prévoyance Sociale – Caisse Nationale d'Assurance Maladie

IST : Infections Sexuellement Transmissibles

MGEN : Mutuelle Générale de l'Éducation Nationale

MGFAE : Mutuelle Générale des Fonctionnaires de l'État

MUGEFCI : Mutuelle Générale des Fonctionnaires de l'État de Côte d'Ivoire

NHIA : National Health Insurance Act

NHIL : National Health Insurance Levy

NHIS : National Health Insurance Scheme

NPSP : Nouvelle Pharmacie de Santé Publique

OCDE : Organisation de Coopération et de Développement Économiques

ODD : Objectifs de Développement Durable

OGD : Organismes Gestionnaires Délégués

OIT : Organisation Internationale du Travail

OMD : Objectifs Millénaires du Développement

OMS : Organisation Mondiale de la Santé

PAM : Politiques/Plans d'Ajustement Monétaire

PAS : Politiques/Plans d'Ajustement Structurels

PIB : Produit Intérieur Brut

PMT : Proxy Means Test

PNDS : Plan National de Développement Sanitaire

RAM : Régime d'Assistance Médicale

RASS : Rapport Annuel sur la Situation Sanitaire

REF : Régime des Gabonais Économiquement Faibles

RGB : Régime Général de Base

RGPH : Recensement Général de la Population et de l'Habitat

SGHMP : Service Général d'Hygiène Mobile et de Prophylaxie

SIPM : Sociétés Indigènes de Prévoyance Médicale

SMIG : Salaire Minimum Interprofessionnel Garanti

SNFBP : Stratégie Nationale de Financement Basé sur la Performance

SSS : Social Security Scheme

TVA : Taxe sur la Valeur Ajoutée

UCS : Universal Coverage Scheme

UNPPCI : Union Nationale des Pharmaciens du Privé de Côte d'Ivoire

UPI : Unités de Production Informelles

TABLE DES MATIÈRES

Structures éditoriales du groupe L'Harmattan

L'Harmattan Italie
Via degli Artisti, 15
10124 Torino
harmattan.italia@gmail.com

L'Harmattan Hongrie
Kossuth l. u. 14-16.
1053 Budapest
harmattan@harmattan.hu

L'Harmattan Sénégal
10 VDN SICAP AMITIE 3
BP 45034 Dakar-Fann
direction@senharmattan.com

L'Harmattan Cameroun
Tsinga/Derrière polyclinique FECAFOOT
BP 11486 Yaoundé
Jacques.koukam@harmattan.fr

L'Harmattan Burkina Faso
Villa 281, secteur 23 623, rue 14.32
Ouagadougou
zagbie@outlook.fr

L'Harmattan Guinée
Almamya, rue KA 028 OKB Agency
BP 3470 Conakry
harmattanguinee@yahoo.fr

L'Harmattan RDC
185, avenue Nyangwe
Commune de Lingwala – Kinshasa
matangilamusadila@yahoo.fr

L'Harmattan Congo
219, avenue Nelson Mandela
BP 2874 Brazzaville
deunovmikhael@gmail.com

L'Harmattan Mali
Immeuble Mgr Jean Marie Cissé
Aci Hamadallaye
BP 145 Bamako
syllaka@yahoo.fr

L'Harmattan Togo
Djidjole – Maison Amela
face EPP BATOME
02 BP 20680 Lomé
didieramela11@gmail.com

L'Harmattan Côte d'Ivoire
Résidence Karl – Cité des Arts
Abidjan-Cocody
03 BP 1588 Abidjan
harmattan.ivoire@gmail.com

L'Harmattan Bénin
Rue 604, (Immeuble à l'entrée
de la rue UCAO- Cite de Saint-Jean)
Cotonou
stepcorpus@gmail.com

Nos librairies en France

Librairie internationale
16, rue des Écoles
75005 Paris
librairie.internationale@harmattan.fr
01 40 46 79 11
www.librairieharmattan.com

Librairie des savoirs
21, rue des Écoles
75005 Paris
librairie.sh@harmattan.fr
01 46 34 13 71
www.librairieharmattansh.com

www.ingramcontent.com/pod-product-compliance
Lightning Source LLC
LaVergne TN
LVHW021224061026
849535LV00008B/2910
* 9 7 8 2 3 3 6 5 7 8 8 7 3 *